Dr. Milena Penkowa

Hund auf Rezept

Warum Hunde gesund für uns sind

© 2014 KYNOS VERLAG Dr. Dieter Fleig GmbH
Konrad-Zuse-Straße 3 • D-54552 Nerdlen/Daun
Telefon: +49 (0) 6592 957389-0
Telefax: +49 (0) 6592 957389-20
www.kynos-verlag.de

Bildnachweis: Titelbild, www.fotolia.de; S. 11 Joachim Rode

Gedruckt in Lettland

ISBN 978-3-95464-028-7

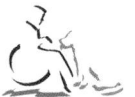

Mit dem Kauf dieses Buches unterstützen Sie die
Kynos Stiftung Hunde helfen Menschen
www.kynos-stiftung.de

Haftungsausschluss
  Die Benutzung dieses Buches und die Umsetzung der darin enthaltenen Informationen erfolgt ausdrücklich auf eigenes Risiko. Der Verlag und auch der Autor können für etwaige Unfälle und Schäden jeder Art, die sich bei der Umsetzung von im Buch beschriebenen Vorgehensweisen ergeben, aus keinem Rechtsgrund eine Haftung übernehmen. Rechts- und Schadenersatzansprüche sind ausgeschlossen. Das Werk inklusive aller Inhalte wurde unter größter Sorgfalt erarbeitet. Dennoch können Druckfehler und Falschinformationen nicht vollständig ausgeschlossen werden. Der Verlag und auch der Autor übernehmen keine Haftung für die Aktualität, Richtigkeit und Vollständigkeit der Inhalte des Buches, ebenso nicht für Druckfehler. Es kann keine juristische Verantwortung sowie Haftung in irgendeiner Form für fehlerhafte Angaben und daraus entstandenen Folgen vom Verlag bzw. Autor übernommen werden. Für die Inhalte von den in diesem Buch abgedruckten Internetseiten sind ausschließlich die Betreiber der jeweiligen Internetseiten verantwortlich.

Inhaltsverzeichnis

Dieses Buch widme ich Michael Schumacher.
Bleib stark, kämpfe weiter und komm zurück, Michael.

Über die Autorin

Die Autorin Dr. Milena Penkowa MD, PhD, DMSc erhielt ihren Doktortitel 1998 von der Universität Kopenhagen, wo sie von 1993-2010 in der Gehirnforschung tätig war. 2009 wurde sie zur Professorin für experimentelle Neuroprotektion berufen. Die Humanmedizinerin besitzt zwei Doktortitel im Bereich der Neurowissenschaften und Gehirnregeneration. Neben ihrer Tätigkeit als Neurowissenschaftlerin und ihrer medizinischen Praxis hat sie jahrelang Erfahrung in der Ausbildung, Zertifizierung und Anwendung von Therapiehunden bei den verschiedensten Krankheitsbildern. Heute führt sie in Kopenhagen eine eigenes medizinisches Beratungsunternehmen namens „Hjerneeksperten" (dt.: Die Gehirnexpertin), in dem sie sich unter anderem weiterhin der Erforschung der unmittelbaren Auswirkungen von Tieren auf menschliche Patienten widmet.

Ihr Hund Snubbi hat maßgeblich zur Entstehung dieses Buchs beigetragen.

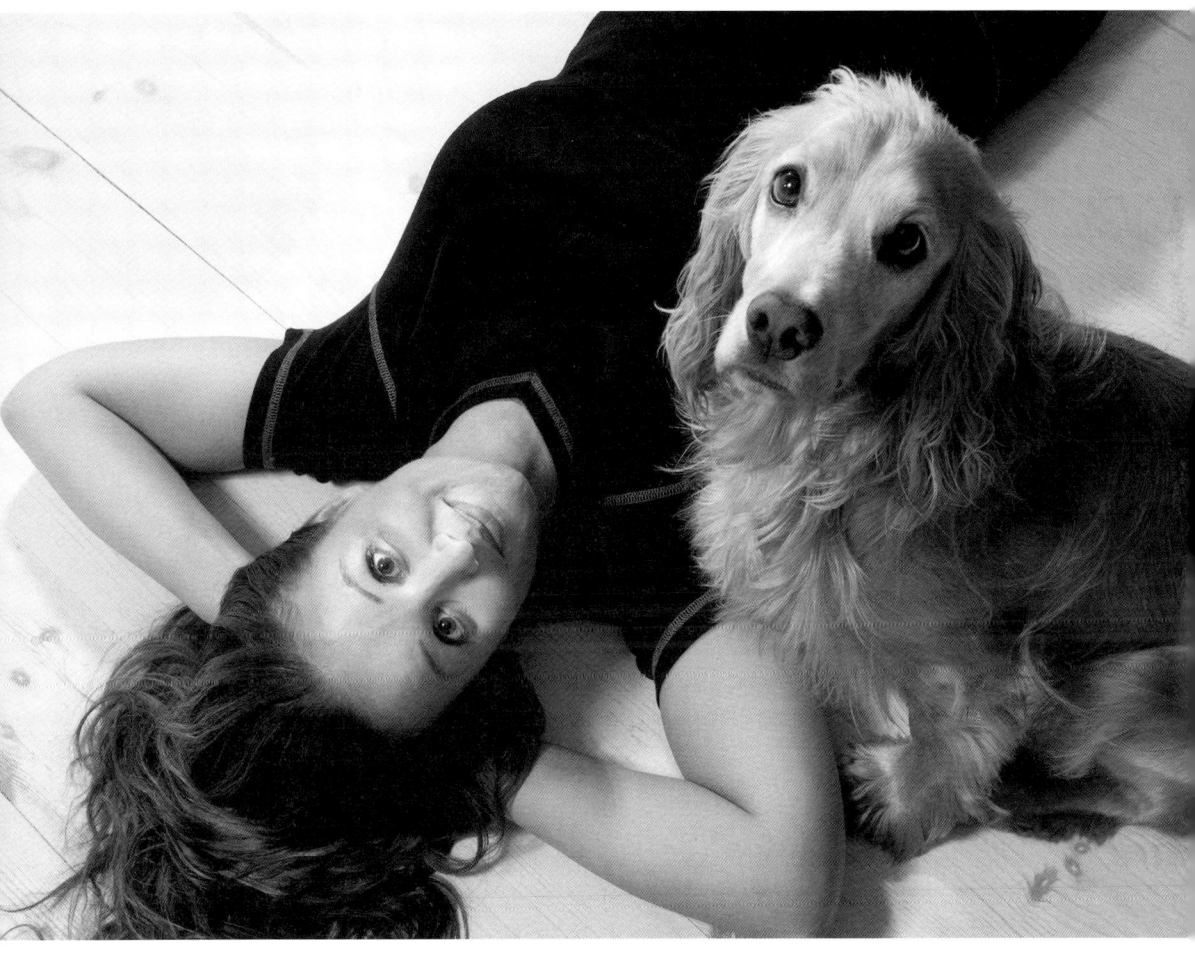

Vorwort

Als vielbeschäftigte Forscherin und Ärztin hatte ich gar nicht geplant, mir einen Hund anzuschaffen. Als aber meine Mutter im September 2010 einen Welpen kaufte und jemanden brauchte, um auf ihn aufzupassen, sagte ich zu. Schon in der ersten Woche mit dem Welpen stellte ich fest, dass dieser nicht nur deshalb bei mir sein sollte, damit ich mich um ihn kümmerte, sondern dass er gekommen war, um mir zu helfen, und schnell war klar, dass wir nie wieder voneinander getrennt werden sollten. So kam ich zu Snubbi. Seitdem hat er mir in regelmäßigen Abständen etwas Neues, Epochales und Lebensrettendes beigebracht, das zu großem Nutzen von Menschen und Patienten werden sollte. Das Bemerkenswerte daran ist, dass es sich dabei um etwas handelt, von dem niemand in diesem Land wusste, und in all den Jahren, als ich im Medizinstudium selbst gelernt und später auch doziert habe, gehörte es auch nicht zum Lehrprogramm.

Ich kann Snubbi deshalb nur dafür danken, dass er mir gezeigt hat, was ein Hund alles bewirken kann. Es ist einzig sein Verdienst, dass ich später auf Basis der umfassenden, globalen Forschung auf dem Gebiet der Therapiehunde, Servicehunde, Besuchshunde, hundebegleiteten Therapie usw. die Botschaft an Kollegen, Mitarbeiter im Gesundheitswesen und viele andere verbreiten konnte, die Interesse an Gesundheit, Glück, Krankheitsbehandlung und einer besseren Lebensqualität haben.

Für mich war die Behandlung von Krankheiten immer etwas, das von einem Arzt bzw. einer Ärztin bewältigt werden sollte. Snubbi aber hat mir gezeigt, wie ein Hund die medikamentöse Behandlung und/oder die Chirurgie ergänzen, optimieren und in einigen Fällen sogar vervollständigen kann.

Meine Kernaussage und das, womit sich dieses Buch beschäftigt, ist:

Wir werden vom Arzt bzw. von der Ärztin behandelt, aber der Hund kann uns heilen.

Wäre Snubbi nicht gewesen, hätte ich mit Sicherheit nie begonnen, die Zusammenhänge zwischen Hunden und der Gesundheit von Menschen zu erforschen.

Alle Menschen sind verschieden, weshalb wir alle unsere eigenen, unterschiedlichen Lösungswege finden, wenn das Leben schwierig wird. Für einige endet es mit der Einweisung in eine Klinik oder Stunden bei einem Psychologen oder einem Coach, für andere führt es zum Konsum von Rauschmitteln oder psychoaktiven Substanzen, oder wiederum ganz etwas anderes trifft zu. Aber wer klug ist oder Glück hat, bekommt einen Hund.

So war es auch bei mir, und obwohl das Buch auf medizinwissenschaftlicher Forschung und dokumentiertem Wissen über die Fähigkeiten des Hundes und seine Einflüsse auf die Gesundheit der Menschen basiert, handelt es sich gleichzeitig um Erkenntnisse, die ich durch Snubbis Anwesenheit im Verlauf von fast vier Jahren gemacht habe und die zu einer Bereicherung meines Lebens geworden sind.

So ungewöhnlich es erscheinen mag, dass Hunde die Fähigkeit besitzen,

Krebserkrankungen zu erschnüffeln, lange bevor diese von unseren modernen Geräten festgestellt werden können, genau so beeindruckend ist es jedes Mal für mich, als Zeugin dabei zu sein, wenn Snubbi bei einem Menschen eine bösartige Krebserkrankung entdeckt hat.

Mein Erstaunen ist auch jedes Mal sehr groß, wenn er einen psychotischen oder einen paranoid ängstlichen Patienten beruhigt hat oder Demenzerkrankte dazu gebracht hat, wieder zu reden, obwohl sie seit mehreren Jahren kein Wort gesprochen hatten.

Ich habe nie erlebt, dass ein solcher Erfolg durch einen Arzt, geschweige denn durch ein Medikament erreicht worden wäre. Hier ist es allein durch die Anwesenheit des Hundes ermöglicht worden.

Ich könnte noch viel mehr über die Leistungen von Snubbi erzählen, sowohl solche wie diese als auch ganz andere Geschichten, oder etwa über seine Überlegenheit, wenn wir auf der Jagd sind. Es würde sicherlich ein sehr dickes Buch werden.

Anstelle einer Biografie von Snubbi habe ich mich entschlossen, ein etwas anderes Buch zu schreiben, welches Sie jetzt in der Hand halten. Dieses Buch ist ein Überblick über die wesentlichsten medizinwissenschaftlichen Forschungsergebnisse, die dokumentieren, wie, wo und wann ein Hund unser Leben, unsere Gesundheit und unsere Überlebenschancen verbessern kann.

Wie aus dem Buch hervorgeht, ist ein Hund vermutlich der einfachste, kürzeste und nachhaltigste Weg zu einer verbesserten Gesundheit, Freude und Lebenskraft. Das Buch setzt keine medizinischen oder naturwissenschaftlichen Kenntnisse voraus. *Hund auf Rezept* kann relevant sein, wenn man sein Leben lang möglichst gesund sein möchte. Es ist besonders wichtig, wenn man an einer Krankheit leidet und die grundlegenden Bedingungen, Behandlungsmöglichkeiten, Komplikationen und Überlebenschancen in die Hand nehmen – oder in die Pfote eines Hundes legen möchte.

Faktisch ist das Buch auch dann dazu geeignet, wenn man selbst gar keinen Hund haben möchte, denn man braucht ihn nicht zu besitzen, um von seinen Einflüssen zu profitieren. Man sollte lediglich viel Zeit mit ihm verbringen.

Neben meinem Dank an Snubbi möchte ich meinen Eltern und meiner Schwester dafür danken, dass sie mir ermöglicht haben, dieses Projekt neben vielen anderen durchzuführen.

Kopenhagen, im April 2014
Milena Penkowa

1

Füreinander geschaffen

Wie kamen der Mensch und ein Raubtier wie der Wolf in prähistorischer Zeit darauf, eine gemeinsame „Herde" zu bilden?

Schon vor Zehntausenden von Jahren genossen die Menschen eine enge Bindung zu Tieren, die uns einige Vorteile in Verbindung mit unserem Überleben verschafften. Der Hund stammt ursprünglich vom Grauwolf (*Canis lupus*) ab. Er ist das erste Beispiel eines zahmen Tieres in der Weltgeschichte und außerdem das allererste Haustier.[1] Die Bedeutung des zahmen Wolfs/des Hundes für unser Leben und unsere Gesundheit hat sich über die letzten mindestens 35.000 Jahre, in denen Mensch und Hund eng zusammenleben, kaum verändert.[2]

Eine der größten Neuigkeiten ist, dass die Forschung jetzt dokumentieren kann, wie wir Menschen konkrete Gesundheitsvorteile und verbesserte Überlebenschancen bei Erkrankungen haben, wenn wir mit Hunden verbunden sind. Der Hund bringt uns deutlich verbesserte Gesundheit und Lebensqualität. Das hat selbst heute drastische Folgen für unser Überleben und unsere Gesundheit.[3] Beispielsweise ist nach einem Herzinfarkt die Überlebensrate von Hundebesitzern im Vergleich zu entsprechenden Patienten ohne Hund oder andere Tiere höher.[4] Die beste Nachricht ist, dass die positive Wirkung des Hundes auf unsere Gesundheit sich nicht auf Herz- und Gefäßerkrankungen beschränkt, sondern ebenfalls Krankheiten im Gehirn, in der Seele, in der Körperabwehr und Krebserkrankung umfasst.[5]

Die Evolution des Menschen betrifft nicht nur uns selbst - sie hängt auch untrennbar mit der Entwicklung vom Grauwolf zum Hund zusammen. Faktisch ist der Hund das einzige Tier, mit dem der Mensch eine Co-Evolution durchgemacht hat, d.h. wir haben gegenseitig Einfluss auf die evolutionäre Entwicklung genommen. Der zahme Wolf/der Hund hat die Entwicklung und das Überleben des Menschen mehr als jedes andere Tier beeinflusst.

Die Beziehung zum Hund hat tiefe Wurzeln in unserer Entwicklungsgeschichte, die bis zurück zum paläolithischen Altertum datiert werden kann. Archäologische Funde aus dieser Zeit deuten an, dass der Mensch und der zahme Wolf/der Hund ihre Partnerschaft schon vor 50.000-150.000 Jahren eingeleitet haben.[6] Es wird angenommen, dass der moderne Mensch, *Homo sapiens*, vor ca. 100.000-200.000 Jahren entstanden ist. DNA-Untersuchungen zeigen, dass sich der Hund zur gleichen Zeit vom Grauwolf abgespalten hat, nämlich vor 135.000-145.000 Jahren.[7] Anthropologen haben daraus den Rückschluss gezogen, dass der Ursprung des Hundes und seiner Partnerschaft mit dem Menschen vermutlich genau so weit zurück geht wie der moderne Mensch.[8]

Lange, bevor der Wolf sich domestizieren ließ, haben sich die Wölfe der Vergangenheit und die allerfrühesten Menschenarten (Hominiden) ausreichend an die gegenseitige Gesellschaft gewöhnt, weshalb der Wolf der Ursprung des späteren Hundes war. Darüber, wann unsere frühesten Vorfahren mit wilden Wölfen zusammenkamen, können wir nur spekulieren. Der Fund von 400.000-500.000 Jahre alten Knochen von sowohl Wolf- als auch Menschenarten am gleichen Ort zeugt aber von einer sehr langen Bindung, die wesentlich weiter zurück geht (um rund 500.000 Jahre) als die Verbreitung von *Homo sapiens*.[9] Die archäologischen Knochenfunde aus dieser Periode stammen aus Höhlen in Frankreich, Russland, England und Nordchina, woraus sich schließen lässt, dass selbst diese sehr frühe Partnerschaft zwischen Wolf- und Menschenarten einige Zeit andauerte, denn die geografische Ausdehnung ist relativ groß.

Dies wird von unserem Wissen über den Pekingmenschen (*Homo erectus*-Vertreter aus dem nördlichen China) gestützt, der nach den neuesten Erkenntnissen vor 770.000 Jahren lebte und mit den Wölfen der damaligen Zeit verbunden war.[10] Die ersten Kontaktversuche mit den Wölfen der Vergangenheit fanden vermutlich schon statt, als die ersten Arten des Menschengeschlechts die Bäume des Urwaldes verließen, um in den offenen Steppen aufrecht zu leben und zu gehen.[11] Wie es auch jetzt der Fall ist, herrschten Raubtiere in der Savanne der Vergangenheit, und die frühsten Menschenarten der damaligen Zeit waren wahrscheinlich ein sicheres Beutetier, das allerdings auch das Potenzial hatte, selbst zum Raubtier zu werden.

Obwohl wir wissen, dass sich der Hund zum Zeitpunkt des Entstehens des modernen Menschen genetisch vom Wolf unterschied, wird die Verwandtschaft zwischen Hund und Wolf immer noch erforscht, unter anderem, weil ein gewisses Mischmasch zwischen den genetischen versus den archäologischen Zeitangaben für das Entstehen des Hundes besteht. Aber es bleibt kein Zweifel, dass der Hund und der Wolf ein und derselben Art angehören.[12] Obwohl der Hund anatomisch gesehen entscheidend kleiner ist als der Wolf (kleinere Statur, kleinere Zähne und sehr viel kleinere Kiefer), rangiert der Hund vor Schakalen sowie als auch vor Dingos, wenn es darum geht, wer genetisch betrachtet die nächsten Verwandten des Wolfs sind.[13] Betrachtet man hingegen das Verhalten und die Psychologie des Tieres, ist der heutige Hund weiter entfernt vom Wolf als der Schakal und auch als der Dingo.[14]

Großer böser Wolf kommt nach Hause

Kein anderes Tier – ob zahm oder wild – hat je eine so große Rolle für *Homo sapiens* gespielt wie der Hund. Aus dem gleichen Grund ist es nicht überraschend, dass der Hund das erste domestizierte Tier unserer Entwicklungsgeschichte ist.[15] Es kann allerdings niemand mit Sicherheit sagen, wann der erste ganz gezähmte Hund der Weltgeschichte ganz nahe beim Menschen lebte – es war von einem gleitenden Übergang von Wolf zum Hund die Rede. Fest steht jedoch, dass es sehr weit zurück liegt und mindestens 35.000 Jahre her ist, dass der erste eigentliche Hund, d.h. ein zahmer, Menschen angepasster und selbständiger Untertyp der Gattung *Canidae*, an Orten lebte, an denen auch der Mensch verkehrte.[16]

So hat man in einer Höhle in Sibirien, die Funde aus der paläolithischen Zeit enthält, einen etwa 33.000 Jahre alten Hundeschädel sowie Unterkieferknochen mit gut erhaltenen Zähnen von einem der frühsten domestizierten Hunden identifiziert. In derselben Höhle gab es Zeichen der Anwesenheit von Menschen in Form von Essenszubereitung, da einige Stücke Holzkohle und verbrannte Essensreste (Knochen) gefunden wurden.[17] Andere haben mindestens genauso alte Knochenreste von europäischen Hunden gefunden, die zur gleichen Zeit gelebt haben. Auch in Belgien ist ein Schädel von einem Hund identifiziert worden, der schätzungsweise über 33.000 Jahre alt ist. Außerdem sind in Tschechien drei Hundeschädel gefunden worden, die ebenfalls auf diese paläolithische Zeit zurückgeführt werden.[18]

Archäologen nahmen auf Basis anderer Altertumsfunde an, dass die enge und hingebungsvolle kuscheltierähnliche Beziehung zwischen Mensch und Hund, wie wir sie heute kennen, mindestens 14.000 Jahre alt ist, wahrscheinlich aber noch viel weiter zurückgeht.[19] Man fand nämlich in einem etwa 12.000 Jahre alten Grab in Israel das Skelett einer Person, die mit einem Arm um einen Welpen im Alter von schätzungsweise fünf Monaten begraben wurde.[20] Dieser Grabfund veranschaulicht, dass der Mensch schon zu einem sehr frühen Zeitpunkt eine liebevolle Beziehung zum Hund hatte und dass dieser schon damals als ein Haustier betrachtet wurde, nicht nur als Nutztier oder Nahrung.

Vor etwa 9.000 Jahren waren domestizierte Hunde wichtige Partner und Begleiter für die Menschen, die um diese Zeit herum begannen, das Land zu bestellen und damit ansässiger zu werden.[21] Auch hat der Hund zu diesem Zeitpunkt vermutlich die Rolle des Bewachers und Hirten übernommen. Die historisch lange und enge Bindung zwischen Hund und Mensch hat das Überleben und die evolutionäre Entwicklung beider Arten beeinflusst und ihr genutzt. Im Rahmen dieses Austauschs ist eine Form von Kommunikation natürlich eine Voraussetzung gewesen.

Sinn für Kommunikation

Der Hund/der zahme Wolf besitzt einen sehr empfindlichen Detektions- und Wahrnehmungssinn, der zu seiner entscheidenden Bedeutung für das Alltagsleben von Menschen beigetragen hat – er bewacht, beschützt und alarmiert bei Ankunft ungebetener Gäste.[22] In dieser Funktion gibt es einen spürbaren Unterschied zwischen dem Wolf und dem Hund, da sich vor allem der Hund des Bellens bedient.[23] Bei der Zucht von Hunden, die sich für eine vorgegebene Funktion am besten eignen, z.B. bellendes Wach- und Alarmsystem, hat man besonders fähige Wachhunde züchten können.

Der Hund benutzt außerdem verschiedene Formen des Bellens, was ihm ermöglicht, uns verschiedene Botschaften zu vermitteln. Durch sein Bellen kann er bekunden, ob von einer Warnung, von Neugier, Schmerz, Furcht, Aggression, Isolation, von der Lokalisierung eines Ziels, einer Aufforderung zum Spielen oder zu physischer Aktivität die Rede ist.[24] Obwohl nicht jeder Hundebesitzer immer diese Botschaften im Gebell seines eigenen Hundes unterscheiden kann, können die meistens ohne weiteres verschiedene Ausdrucksweisen ihres Hundes erkennen.

Neben dem Bellen eignet sich der Hund auch eine Reihe von informativen Geräuschen an, um an und mit uns Menschen zu kommunizieren, z.B. Heulen, Knurren, Kreischen, Wimmern, Winseln, Brummeln, Rumoren, Seufzen, Stöhnen usw. Ähnlich können wir mit einfachen verbalen Ausdrucksweisen signalisieren, ob das Verhalten des Hundes erwünscht oder unerwünscht ist. Generell sind hochfrequente Töne (freudiges Quietschen, Sprechen mit hoher Stimme) Ausdruck für Sympathie und Freude, während niederfrequente Töne (Brummen, Brüllen) Verbot und Warnung signalisieren.[25] Mithilfe verschiedener Tonqualitäten, d.h. Tonlage, Tempo, Volumen und Frequenz ist es daher für Hund und Mensch möglich, über Töne zu kommunizieren.

Noch besser reagiert der Hund jedoch auf nonverbale Signale, die ein viel wichtigeres Werkzeug sind als die verbalen – nicht zuletzt wenn der Hund unser Verhalten, unseren mentalen Zustand oder unsere Intentionen entschlüsselt.[26] Der Hund besitzt eine unübertroffene Fähigkeit, eine große Menge von Signalen zu registrieren und aufzufangen, die wir senden, ohne uns dessen notwendigerweise bewusst zu sein. Die visuelle Wahrnehmung des Hundes umfasst u. a. unsere Körpersprache, unsere Mimik, unseren Muskeltonus/unsere Muskelanspannung, unsere Atemfrequenz, unser Energieniveau, unsere Motorik, den Fokus unserer Aufmerksamkeit sowie unsere Gestik und unseren Ausdruck, woran er unseren emotionalen Zustand und unser Verhalten abliest und registriert.[27]

Das Sehvermögen des Hundes ist viel besser, als ihm nachgesagt wird. Das liegt unter anderem an der Anatomie des Hundeauges, das sehr viele lichtempfindliche Zellen (Stabzellen) auf der Netzhaut besitzt. Dies verschafft ihm einen Vorsprung bei der Wahrnehmung von Licht, Bewegung und Richtung.[28] Außerdem besitzt es das sogenannte *Tapetum lucidum*, eine spezielle Zellschicht im Auge, die das gesamte einfallende Licht an die Netzhaut reflektiert und die Nachtsicht verstärkt. Das Tapetum lucidum ist der Grund, warum die Augen des Hundes im Dunkeln leuchten, wenn er auf helles Licht von Autos, Blitzlicht u. ä. trifft. Die vielen Stabzellen und das Tapetum lucidum bewirken, dass der Hund im Dunkeln und auf Distanz Bewegungen, selbst ein kleines, subtiles und entferntes Rucken, Muskelzuckungen oder den Schimmer von anderen Individuen, viel besser sehen kann als wir.[29] Dafür ist die Sehschärfe aus der Nähe weniger gut als die des Menschen. Das ist auch logisch, da sich der Hund aus der Nähe anderer Sinne bedient.

Der Hund registriert so eine ganze Reihe an Informationen und Signalen anhand unserer Körpersprache, unserer Bewegungen, Anspannung oder Entspanntheit selbst dann, wenn wir anscheinend gar nichts unternehmen.[30]

Wenn ein Hund Sie kennengelernt hat, kann er anhand Ihrer Körpersprache frühzeitig voraussehen, wann Sie vom Computer aufstehen und mit ihm gehen werden. Er nutzt seine Erfahrung mit Ihrem Bewegungsmuster, Ihrer Körpersprache und Ihrem Muskeltonus und hat deshalb in der Gegenwart eine klare Erwartung an die Möglichkeiten der Zukunft, auch wenn Sie selbst glauben, dass Sie gar nichts ausdrücken.[31]

Der Hund ist das einzige Tier, das reflektorisch, das heißt ohne vorhergehendes Anlernen, auf die Bewegung der Menschen reagiert und aufmerksam uns und andere Individuen beobachtet, die unsere Aufmerksamkeit und unseren Augenkontakt haben.[32] Wenn wir zum Beispiel mit ausgestrecktem Arm auf einen Gegenstand in der Umgebung zeigen, folgt der Blick des Hundes automatisch unserem Finger. Er kann auch anhand von Handzeichen oder Gesten eine Botschaft über z.B. die Platzierung eines Leckerbissens verstehen, den er anschließend aufspürt.[33] Die Studien zeigen auch, dass unser engster Verwandter, der Schimpanse, nicht so eng mit dem Menschen verbunden ist wie der Hund.

Der Hund versteht also die Bedeutung unserer Gesten, wie z.B. wann und wo er Gegenstände, auf die wir deuten, finden und holen soll. Er versteht und registriert aber noch mehr als nur das konkrete Handzeichen. Eine neue Studie hat gezeigt, dass die Gedankentätigkeit und die Auffassungsfähigkeit kontextabhängig sind. So fängt der Hund ein visuelles Signal wie z.B. das Zeigen auf etwas oder ein Handzeichen mit Ausgangspunkt in dem Zusammenhang auf, in dem es vorkommt.[34] Außerdem erkennt er die verschiedenen Gesichter des Menschen, die er mit seiner Fähigkeit der Stimmwiedererkennung paart, wenn er unsere Informationen deutet.[35] Das bedeutet, dass selbst dann, wenn wir glauben, dass wir unserem Hund nur einen einfachen visuellen Befehl gegeben haben (z.B. auf den Hundekorb zeigen, damit er sich hineinlegt), dieser gleichzeitig unseren Muskeltonus, unseren Gesichtsausdruck und den Ausdruck unserer Augen erfasst und verwertet – und das alles, während er unsere Armbewegung sieht und sie an die Bedeutung: „Geh in deinen Korb!" koppelt.[36] Das Gehirn des Hundes integriert und verarbeitet somit eine Reihe gleichzeitiger, kontextueller Informationen, woraufhin er von seinem Ausgangspunkt in diesem Zusammenhang und den Umständen entsprechend reagiert.

Das erklärt auch, warum der Hund nicht immer das tut, was wir erwarten oder wir glauben, ihm abverlangt zu haben. Der Hund wird – meistens ohne unser Wissen – neben dem konkreten Befehl, den wir gegeben haben, eine Menge Signale von uns registriert haben. Falls wir geistig abwesend, emotional instabil oder nur weniger engagiert oder aufrichtig gegenüber dem Hund erscheinen, ist die Chance, dass er gehorcht, viel geringer als dann, wenn wir die Botschaft ganzherzig, anwesend und überzeugend kommunizieren. Die neueste Forschung zeigt mit anderen Worten, dass die Auffassung, die Informationsbehandlung und die Gedankentätigkeit (Kognition) des Hundes weiter entwickelt sind, als es im Zusammenhang mit der Konditionierung (wie ein bedingter Reflex) erklärt wurde. Dies sollte vor dem Hintergrund betrachtet werden, dass das Gehirn des Hundes und des Menschen in Bezug auf Gewebestruktur, Biochemie, Kognition sowie das neurale Aktivitätsmuster viele gemeinsame Züge haben.[37] Vergleichende Studien haben ein interessantes Detail hinzugefügt, nämlich, dass das Gehirn des Hundes in einer Weise funktioniert und arbeitet, die in mancherlei Hinsicht vieles mit dem des Menschen gemeinsam hat.[38]

Ein anderes Beispiel für die soziale Gedankentätigkeit und Gegenseitigkeit des Hundes ist, dass er unser Verhalten in Verbindung mit spezifischen Bewegungen, Körperhaltungen oder Gesten, die er beobachtet, durch Nachahmung wiederspiegelt.[39] Ein Beispiel der menschlichen Spiegelung und Imitation voneinander ist das Gähnen. Wenn in einem sozialen Kreis einer zu gähnen beginnt, haben die Meisten die Erfahrung gemacht, dass es ansteckend ist, einem Gähnenden zuzuschauen. Das Gähnphänomen ist jedoch nicht nur Menschen vorbehalten, denn auch Hunde werden von unserem Gähnen angesteckt und imitieren es. Sie reagieren allerdings nicht auf eine konstruierte und unechte Form des Gähnens, bei der man den Mund öffnet und bewegt, ohne richtig zu gähnen.[40] Dass ansteckendes Gähnen ein Ausdruck für Empathie ist, wird von unserem Wissen über Autismus bestätigt – einer Entwicklungsstörung, die unter anderem durch die Abwesenheit von Empathie und soziale Gegenseitigkeit gekennzeichnet ist. Wenn Menschen mit Autismus andere Personen gähnen sehen, lassen sie sich nicht so wie Menschen ohne Autismus anstecken, da Personen mit Autismus generell nicht die Fähigkeit besitzen, sich in die Gedanken und Gefühle anderer hinein zu versetzen.[41]

Mehrere Wissenschaftler haben dieses Phänomen beim Hund als Teil seines auf Gegenseitigkeit ausgelegten Wesens und seiner Fähigkeit zu sozialem Zusammenspiel beschrieben: Der emotionale oder physiologische Zustand einer Person hat damit auch Einfluss auf den emotionalen oder physiologischen Zustand des Hundes.[42] Das bedeutet zum Beispiel, dass ein gestresster oder unausgeglichener Besitzer oft einen gestressten oder unausgeglichenen Hund hat.

Dies wird von einer Forschergruppe an der University of Lincoln in England bestätigt, die nachgewiesen hat, dass der Hund auch unseren Gesichtsausdruck viel exakter ablesen kann, als man bisher glaubte.[43] So kann der Hund unseren emotionalen Zustand anhand unserer Gesichtsmimik entschlüsseln. Er belässt es nicht dabei, seine Artgenossen (andere Hunde) auf diese Art zu entschlüsseln, er kann seine Einschätzung vom Gemütszustand anderer anhand von Körpersprache, Mimik und Benehmen auch auf Menschen übertragen.

Die Fähigkeit des Hundes, ein soziales und gegenseitiges Zusammenspiel mit den Menschen einzugehen, wird dadurch unterstützt, dass sowohl Hunde als Menschen eine Gehirnfunktion besitzen, die als *Theory of Mind* bezeichnet wird und die emphatische Fähigkeiten umfasst, d.h. eine spontane Fähigkeit, zu erahnen oder vorherzusehen, was andere Individuen in spezifischen Situationen denken, fühlen und beabsichtigen.[44] Mit anderen Worten ermöglicht die *Theory of Mind* einem Individuum, im Voraus zu wissen, wie ein anderes Individuum fühlt, denkt und konkret reagieren wird, wenn es in eine spezifische Situation gelangt. Auf diesem Gebiet besitzt der Hund die gleichen Fähigkeiten und Gedankenmuster wie wir Menschen. Diese Fähigkeit nutzen unsere Hunde jeden Tag, wenn sie zum Beispiel überlegen, wem sie uns am ehesten einen Leckerbissen entlocken können. Die *Theory of Mind* des Hundes gibt ihm auch ein klares Bewusstsein darüber, wann er am besten mit nicht erlaubten Handlungen durchkommen kann, wie z.B. einen Happen Essen vom Mittagstisch zu stehlen, wenn niemand zuschaut.[45]

Vereinfacht ausgedrückt ist es ein besonderes Merkmal des Hundes, dass er einen eminenten Sinn dafür hat, uns Menschen zu entschlüsseln und mit uns auf einer Wellenlänge zu sein.[46]

Die Arbeiten der beiden ungarischen Forscher Ádám Miklósi und József Topál, die weltweit zu den führenden Wissenschaftlern im Bereich evolutionsbiologischer und ethologischer Studien von Hunden einschließlich deren Relationen und der Kommunikation mit Menschen gehören, haben zudem gezeigt, dass Hunde erwachsene Menschen genauso verstehen wie Kinder, d.h. dass das Gehirn des Hundes Informationen verarbeitet und generiert, ähnlich, wie es im Gehirn eines Kindes vonstatten geht.[47] Die Forschungen dieser Gruppe zeigen, dass der Hund noch mehr sozialkognitive gemeinsame Züge mit uns Menschen hat, als bisher angenommen. Dies wird dadurch bestätigt, dass die Forschungsgruppe um Ádám Miklósi im Jahr 2014 nachgewiesen hat, wie wir gegenseitig unseren gefühlsmäßigen Zustand und unsere Absichten in gleicher Weise entschlüsseln, egal ob von einem anderen Menschen oder von einem Hund die Rede ist. Außerdem ist es bemerkenswert, dass der Hund selbst sehr komplexe visuelle Kommunikationszeichen auffasst, auch wenn diese gleichzeitig von zwei verschiedenen Menschen abgegeben werden.

Der Hund kann darüber hinaus durchschauen, wann Befehle an eine spezifische und grundlegende Meinung oder Absicht des Absenders geknüpft sind. Er ist auch in der Lage, spezifische Kommunikationssignale an sein Herrchen weiterzugeben. Hierbei entsteht ein Dialog, bei dem nicht immer nur der Mensch seine Meinung oder seine Wünsche äußert.[48] Dies bedeutet, dass die Gedankentätigkeit und die Hirnbiologie des Hundes viel fortschrittlicher sind, als man bisher geglaubt hat.

Bevor die Forschungsergebnisse der letzten Jahre veröffentlicht wurden, hat es zweifelsohne eine Tendenz gegeben, die Kommunikationsfähigkeiten, die Perzeption, die Aufmerksamkeit und die Gedankentätigkeit des Hundes zu unterschätzen. Eine amerikanische Forschergruppe unter der Leitung von Professor Gregory Berns hat vor kurzem eine Idee bekommen, nachdem Berns erfuhr, dass ein Hund dem speziell trainierten Team angehörte, das Osama bin Laden tötete. Der Professor dachte, wenn man Hunden antrainieren könne, aus einem Helikopter zu springen, könnte man ihnen auch beibringen, still zu sitzen, während ihr waches und denkendes Gehirn MRT-gescannt wird. Bisher waren nur narkotisierte Hunde gescannt worden, weshalb Gregory Berns mit seinem Versuch der Erste war, der *live* Hirnscannungen von wachen Hunden vornahm, die währenddessen wahrnehmen, denken und auf verschiedene Kommunikationszeichen reagieren konnten.[49] Die Ergebnisse zeigen, dass die Gehirnaktivität des Hundes in Verbindung mit Kommunikation, die eine Belohnung verspricht, mit der Gehirnaktivität eines Menschen vergleichbar ist. Diese Studie ist revolutionär, weil sie ganz neue zukünftige Möglichkeiten für die Enthüllung darüber gibt, wie genau und nicht zuletzt was unser Hund über uns denkt und versucht, uns mitzuteilen.

Es ist daher wahrscheinlich, dass wir in naher Zukunft in der Lage sein werden, einen Einblick in die Seele des Hundes zu bekommen und damit einen höheren Grad von wissensbasiertem Dialog mit unserem besten Freund zu erreichen, sodass wir uns nicht mehr mit Mutmaßungen und Spekulationen zu diesem Thema begnügen müssen. Der Hund ist sich darüber bewusst, wo unser Fokus und unsere Aufmerksamkeit liegen - in der Tat so bewusst, dass sein Verhalten in verschiedenen Situationen dadurch geprägt ist.[50] Als Beispiel aus einer Reihe von Experimenten haben Forscher die Reaktion des Hundes daraufhin untersucht, dass sein Herrchen ihm verbietet, etwas frei Herumliegendes zu fressen. So lange die Aufmerksamkeit des Herrchens auf den Hund oder das Essen gerichtet ist, gehorcht der Hund und lässt davon ab, das Futter zu fressen. Aber genau in dem Moment, wo das Herrchen entweder die Augen schließt, den Rücken kehrt oder seine Aufmerksamkeit ausblendet, schnappt der Hund trotz des Verbotes ganz schnell das Futter.[51] Das Beispiel ist für routinierte Hundebesitzer kaum überraschend, aber es illustriert die soziale Kognition des Hundes und sein Bewusstsein davon, was das Herrchen denkt und für sich wünscht. Besonders interessant dabei ist, dass der Hund anscheinend merkt, wann sein Herrchen mental abwesend ist und es versteht, die Situationen für sich zu nutzen.

Magnetische Hunde

Im Jahr 2013 wurde die Entdeckung der Tatsache bekannt gegeben, dass Hunde das Magnetfeld der Erde registrieren und identifizieren können, und zwar im Rahmen eines deutsch-tschechischen Forschungsprojektes unter Leitung von Hynek Burda an der Universität Duisburg-Essen und von Vlastimil Hart von der tschechischen Universität in Prag zu der Frage, inwieweit Hunde von außen kommende subtile Signale auffassen können.[52] Die Forscher beobachteten über einen Zeitraum von zwei Jahren insgesamt 70 Hunde, die 37 verschiedenen Rassen angehörten. Darunter waren Jagdhunde (vornehmlich vom Spaniel-Typ, aber auch Beagle, Pointer, Retriever und Weimaraner) sowie Terrier (Fox, West Highland White, Jack Russell, Yorkshire und andere) nebst Dackeln und Hirtenhunden. Nach 7475 Beobachtungen war klar, dass Hunde einen geomatischen, also raumbezogenen, Supersinn haben, von dem bis Dezember 2013 niemand gewusst hatte.

Dieses Ergebnis revolutioniert unsere Auffassung von den sensorischen Fähigkeiten des Hundes und erklärt möglicherweise, wie er physische Zustände und Wahrnehmungsinputs aufzufassen vermag, deren Existenz vielen Menschen kaum bekannt war. Der Hund kann zweifelsohne seine geomatische Sensitivität für mehrere Dinge nutzen, wobei die Navigation und globale Raum-Richtung-Orientierung am meisten einleuchten. Die Konsequenzen dieser Entdeckung reichen aber durchaus weiter als bis zur GPS-Perspektive.

Insgesamt zeigt die Wissenschaft, dass der Hund Signale empfangen, auffassen, weiterbringen und in einer Art und Weise kommunizieren kann, die man früher (irrtümlich) nur Menschen zutraute – beziehungsweise man wusste schlicht nichts von dieser Art der Kommunikation.

Der anthropozentrische Standpunkt ist vermutlich immer noch die vorherrschende Sichtweise bei Nicht-Hundebesitzern, wohingegen eingefleischte Hundeliebhaber längst von den Fähigkeiten geahnt haben, die erst jetzt von der Wissenschaft dokumentiert werden können.

Kommunikationsfähigkeiten beim Hund sind ein Ergebnis der Entwicklungsprozesse, die sich während unserer gemeinsamen und sehr langen Evolutionsgeschichte ergeben haben und die sowohl für den Menschen als auch für den Hund in einem voneinander abhängigen Zusammenspiel erfolgt sind. Vielleicht ist es gerade die Beständigkeit des Verhältnisses, aus der sich der Detailreichtum und der große nonverbalen Wortschatz entwickelt haben, die täglich vorkommen, wenn unser Hund mit uns kommuniziert oder interagiert.

Der Geruchssinn des Hundes

Der beeindruckendste Sinn des Hundes ist unbestreitbar sein phänomenaler Geruchssinn(Olfaktion), der sowohl qualitativ als quantitativ dermaßen einzigartig ist, dass selbst die modernsten wissenschaftlichen Messgeräte ihm nicht entsprechen.[53] Der Hund hat ca. 200 Millionen Geruchsrezeptoren in der Nase. Jagdhunde haben 300 Millionen Geruchsrezeptoren, was mit ca. 6 Millionen bei dem Menschen zu vergleichen ist. Der Geruchssinn ist zweifelsohne die allerwichtigste Informationsquelle des Hundes.

Mit jedem Atemzug sammelt der Hund Geruchsinformationen, die an das Gehirn weitergeleitet werden, wo sie verarbeitet werden. Hunde sind in der Lage, Unmengen von olfaktorischen Informationen wiederzuerkennen und zu unterscheiden, je nach Molekülgröße, Flüchtigkeit, Vorkommen und Zusammensetzung des Geruchs. Weil die Nasenlöcher des Hundes teilweise beweglich sind, können sie die Richtung eines Geruchs oder einer Spur besser bestimmen. Über Schleim (Mucus), der die Schnauze feucht hält, kann der Hund Geruchsmoleküle und Pheromone auffangen und die speziellen duftfreien Geruchssignale konzentrieren, die wie die Visitenkarte eines Individuums wirken. Pheromone tragen zur Bestimmung bei, ob die „Chemie" zwischen Individuen gut oder schlecht ist; sie entscheiden, zu wem wir uns hingezogen fühlen bzw. wer uns eher abstößt. Der Hund fängt Pheromone in einer Struktur auf, die als *Vomeronasalorgan* bezeichnet wird und mit deren Hilfe der Hund die verschiedenen emotionalen Zustände anderer Individuen identifiziert.[54] Aber der Hund begnügt sich nicht mit Riechen: Er schnüffelt auch, besonders an dem, was von besonderem Interesse ist. Das Erschnüffelte kann in nasalen Kammern gespeichert werden, sodass der Hund ein „Riecharchiv" hat, in dem er Informationen für den Rest seines Lebens gespeichert hält. Der Hund kann mit diesen olfaktorischen Eigenschaften selbst unendlich geringe Mengen eines gegebenen Dufts identifizieren. Beispielsweise riecht er den Unterschied der Körperbereiche desselben Individuums, indem er z.B. zwischen Achselhöhle, Handfläche und Fußsohle einer Person unterscheiden kann.[55]

Hunde können spezifische chemische Komponenten unseres Körpers wie z.B. Buttersäure im Schweiß, Geschlechtshormone oder Adrenalin im Blut und auch andere Moleküle in verschiedenen Körperflüssigkeiten oder im Gewebe identifizieren.[56] Deshalb kann Ihr Hund auch Ihren psychologischen und physiologischen Zustand erriechen, sprich ob Sie Angst haben, ob Sie ruhig oder müde sind, ob Sie Schmerzen haben usw.[57] Aktuell ist das imposanteste Beispiel für den Geruchssinn des Hundes, dass er Krebs bei Menschen entdecken kann, genau wie er Epilepsieanfälle und Änderungen der Blutzuckerwerte bei Diabetikern vorhersehen kann. Dies wird in den folgenden Kapiteln noch näher beschrieben.[58]

Der Hund registriert nicht nur, er teilt in seiner eigenen Weise auch sein neues Wissen mit uns, denn die Physiologie und das Verhalten des Hundes werden von den Informationen, die er erhalten hat, beeinflusst.[59] Dies bedeutet, dass wir jeden Tag eine Menge Informationen erhalten können, vorausgesetzt, wir schenken dem Hund unsere Aufmerksamkeit. Diese Fähigkeit wird schon systematisch ausgenutzt, wenn z.B. Polizei und Zoll mithilfe der Signale des Hundes Drogen entdecken. Bisher wird diese Fähigkeit jedoch nur sporadisch in der Diagnostik genutzt – trotz der Tatsache, dass viele Hundebesitzer es der Verhaltensänderung ihrer Hunde verdanken, dass ernsthafte Krebserkrankungen diagnostiziert wurden. Näheres zu diesem Thema lesen Sie in Kapitel 6.

Hunde sind unglaublich genau im Erschnüffeln von Krebs über die Atemluft. In 98 % der Fälle hat der Hund Recht, wenn er angibt, dass die Atemluft einer Person nach Krebs riecht. Ärzte und Forscher wissen immer noch nicht, was genau der Hund am Tumor riechen kann. Mehrere Ärzte haben von Krebsfällen berichtet, die allein durch die anhaltende Reaktion des Hundes entdeckt wurden und die Patienten dazu brachten, einen Arzt aufzusuchen.

Mit anderen Worten hat der Hund sein Verhalten und sein Ausdrucksmuster dem Zusammenleben mit dem Menschen angepasst, der dadurch mit ihm kommunizieren und, wie in den nächsten Kapiteln beschrieben, eine Reihe gesundheitlicher Vorteile erzielen kann.[60]

Eis, Fleisch und Knochen

Von der Eiszeit bis zur Gegenwart hat uns der zahme Wolf/der Hund mithilfe seines außergewöhnlichen Sinnesapparates beschützt und alarmiert, wenn Gefahr lauerte und uns dabei geholfen, Beutetiere ausfindig zu machen und sie zu jagen. Das erhöhte unsere Chancen auf Fleisch wesentlich im Vergleich dazu, wenn wir alleine auf Jagd gingen.[61] Es war deshalb offensichtlich ein Vorteil für den Vorzeitmenschen, eine Partnerschaft mit Wölfen einzugehen. Dabei ist allerdings nicht von einem ungleichen Verhältnis mit dem Menschen als überlegenem Herrn die Rede, sondern das Verhältnis war von gegenseitigem Nutzen: Auch der Wolf hatte seine Vorteile dadurch, dass er uns begleitete. Unter anderem bekam er Reste zubereiteten Essens von der Feuerstelle der Menschen und häufigere oder gar tägliche Mahlzeiten.[62]

Wenn Nahrungsmittel zubereitet werden (gekocht oder über Feuer erwärmt) hat das zur Folge, dass der Organismus größere Mengen zu sich nehmen kann als bei nicht zubereiteter Nahrung. Die Zubereitung der Nahrung führt also zu einem besseren Nahrungszustand, viel mehr Energie und letztendlich deutlich besseren Überlebenschancen und Fortpflanzungsmöglichkeiten. Die Zubereitung des Essens war deshalb ein revolutionierender Gewinn für die damaligen Wölfe, die sich mit den Menschen abfanden und einen gegenseitigen Austausch von Annehmlichkeiten eingingen.

So entstand der zahme Wolf, weil manche Mitglieder wilder Wolfsrudel einen opportunen und praktischen Vorteil darin sahen, sich an den Feuerplätzen der Steinzeitmenschen aufzuhalten: Hier gab es zusätzliche Nahrung in Form von Essensresten aus flammengegrilltem Fleisch, Knochenmark, Fett und pflanzlichen Kohlehydraten (Wurzeln und Grünzeug), das in zubereiteter Form eine viel bessere Nahrungsmittelquelle darstellte. Es wurde eine bessere Verdauung durch mehr Kalorien und Energie erreicht, was wiederum die Überlebenschancen, Entwicklungsmöglichkeiten und Fortpflanzung bedeutend verbesserte.

Was den Mensch betrifft, war Fleisch als Nahrungsquelle von entscheidender Bedeutung für seine evolutionäre Entwicklung. Nicht zuletzt war Fleisch auch ein Katalysator für Wachstum und Entwicklung des Gehirns.[63] Der Beitrag des zahmen Wolfs als professioneller Jäger hatte deshalb Auswirkungen auf unsere Entwicklung zu dem intelligenten Wesen, das wir heute sind.[64] Das Gehirn und die Hirnrinde des Vorzeitmenschen konnten sich dank der Einnahme von (gekochtem oder gebratenem) Fleisch zu dem großen und fortschrittlichen Gehirn entwickeln, das wir heute im Vergleich zu anderen Säugetieren besitzen.

Gleichzeitig entwickelten sich die Sinne des zahmen Wolfs in besonderem Ausmaß, was letztlich zu einer sehr fortschrittlichen Wahrnehmung sowie einem sublimen Geruchssinn führte.[65] Die zahmen Wölfe/Hunde, die am erfolgreichsten bewachten, bei Gefahr alarmierten und die Jagd für den Vorzeitmenschen erfolgreich machten, erhielten wahrscheinlich als Belohnung einen besonderen Happen zu essen. Extra Essen bedeutet bessere Überlebens- und Fortpflanzungsfähigkeit, weshalb nach und nach eine herausgezüchtete Verstärkung der erwünschten Sinne des Tieres und seiner Funktionsfähigkeit in Verbindung mit Wachen und Jagen erreicht wurde.[66]

Den allerersten Frühzeitmenschen (Hominiden) wurde möglicherweise sogar geholfen, sich vom Vegetarier zum Fleischesser zu wandeln, indem sie die Wölfe der Steppen betrachteten und von ihnen lernten, wie sie mit Erfolg in Rudeln jagten und zusammenarbeiteten.[67] Vermutlich beobachtete der Vorzeitmensch die Jagdmethoden der Raubtiere aus einem guten Versteck heraus und ahmte sie mit der Zeit auch nach, bevor er selbst als routinierter Jäger erfolgreich wurde.[68] Als der Vorzeitmensch mit Wölfen zu verkehren begann, bewirkte dies, dass unsere Vorfahren Zugang zu Fleisch bekamen, das eine sehr wesentliche Rolle für die Entwicklung unserer Gehirne gespielt hat.

Einige Wölfe gewöhnten sich an unsere Gesellschaft, indem sie sich in der Nähe von Vorzeitmenschen aufhielten. Sie profitierten von unseren Essgewohnheiten und den Vorteilen einer sozialen Zugehörigkeit, die zu Sicherheit und Überleben beitrug.[69] Letzteres ist vor dem Hintergrund der Rudelmentalität und der sozialen Natur des Wolfs zu sehen, was bedeutet, dass er ständig das Tun und Lassen der anderen Wölfe registriert.[70] Wolfgang M. Schleidt, Professor der Zoologie an der Universität in Wien und sein Mitverfasser Michael D.

haben beschrieben, wie Wölfe mit der Unaufmerksamkeit des Rudels kalkulieren, wenn sie ab und zu insgeheim übrig gebliebenes Essen vergraben, um sich so für später einen Happen aufzubewahren. Das Beispiel spiegelt den sozialen Gedankengang des Wolfs und seine Fähigkeit, auf Grundlage von Kenntnis über die zu erwartenden Absichten anderer Individuen zu handeln wider (*Theory of Mind*).[71]

Diese sozialen Verhaltensweisen und diese Mentalität waren vermutlich sowohl bei den Wölfen als auch bei den Menschen von wesentlicher Bedeutung, als sie in weit entfernter paläolithischen Vorzeit ihre Gemeinsamkeit einleiteten. Die traditionelle Auffassung vom Menschen als dominantem Herrchen gegenüber einem unterworfenen und minderwertigen Tier, das sich unsere Gesellschaft verdienen muss, ist deshalb heute als vereinfacht und veraltet zu betrachten.[72]

Das Ergebnis der gemeinsamen Geschichte ist, dass der Hund sehr feine Sinne besitzt, die der Mensch opferte, um stattdessen eine imposante Hirnrinde (Neokortex) und eine höhere Kognitionsfähigkeit zu entwickeln.[73] Der Mensch und der zahme Wolf/der Hund sind deshalb eine perfekte Ergänzung in Bezug auf die evolutionäre Entwicklung der Sinne und des Nervensystems.[74]

Gefundenes Fressen

Die Partnerschaft des zahmen Wolfs/des Hundes mit dem Menschen ist möglich gewesen, weil beide Arten soziale Opportunisten sind, die gleichermaßen Interesse am Überleben haben. Beide müssen ausreichend Nahrung beschaffen, einen ungestörten Schlafplatz haben und ihr Revier gegenüber anderen Raubtieren verteidigen können. Es war zweifelsohne ein gegenseitiges Projekt, in dem das „Geben und Nehmen" – Prinzip als Schmiermittel der Zusammenarbeit fungierte.[75] Trotz des zeitweise übertriebenen Anthropozentrismus der Menschen, die es (irrtümlich) als selbstverständlich betrachten, dass der Vorzeitmensch bewusst entschied, den wilden Wolf zu zähmen, deuten die gesamten Erkenntnisse darauf hin, dass dies faktisch nicht der Fall war. Im Gegenteil war es der Wolf, der die Wahl traf, sich domestizieren zu lassen, in erster Linie vermutlich deshalb, weil die Essensreste an den menschlichen Lagerstätten attraktiv für ihn waren.

Dass wir zusammen gelebt und besonders, dass wir zusammen gegessen haben, geht auch aus einer bedeutenden Studie aus dem Bereich der Genetik hervor, die eine Reihe von Genen identifiziert hat. Diese enthüllt, dass der Hund – als Teil der genetischen Differenzierung vom Wolf – die Fähigkeit entwickelte, Kohlehydrate, Stärke und Glukose zu verdauen, verbrennen und umzusetzen. Dieses zeigt, dass sich der Mensch und sein Begleiter, der zahme Wolf/der Hund, sich einander anpassten, was Lebensweise und Essgewohnheiten betrifft. So verdauen und brauchen beide Arten die gleichen tierischen und pflanzlichen Nahrungsmittel, was unsere gemeinsamen Essgewohnheiten widerspiegelt.[76]

Das hat im Übrigen auch Implikationen auf den heutigen Trend zur Rohfütterung von Hunden, die als besonders natürlich und artgerecht propagiert wird, aus evolutionsbiologischer Perspektive aber nicht mehr haltbar ist.

Gleichzeitig schufen die Flammen der Feuerstelle und ihre waffenkundigen Einwohner (Urmenschen) auch für die Wölfe eine Sicherheitszone in der Nacht.

Es ist daher am wahrscheinlichsten, dass die Domestikation über einen Zeitraum stattfand, in dessen Verlauf sich der Wolf stufenweise an uns gewöhnte – nicht, weil er unsere Art mochte, sondern weil die Vorteile in Form von besserer Nahrung und mehr Sicherheit offensichtlich waren. Mit der Zeit wurde es für ihn zur Gewohnheit und er begann seine Güter zu verteidigen, indem er die Feuerstelle bewachte und den Menschen alarmierte, falls sich unerwünschte Feinde näherten. Ein solches Verhalten war unschätzbar wertvoll und brachte folglich den besten Wächtern einen extra Happen Futter ein – der wiederum ihr Verhalten bestätigte. In diesem Zusammenhang entwickelte sich die Fähigkeit zu bellen, sodass der Hund Lärm erzeugen konnte, um damit zum Überleben des Rudels beizutragen.

Es ist bekannt, dass schon im antiken Griechenland und Rom spezielle Jagd-, Wach- und Hirtenhunde existierten. Die griechische Vorzeit war bekanntermaßen die Wiege vieler moderner Phänomene, was auch auf die Anwendung von Hunden in Verbindung mit der Therapie Erkrankter zutrifft. Der griechische Gott der Heilkunst, Asklepios, ließ nach dem Mythos Hunde Wunden und kranke Stellen sauber lecken.[77]

Die Hunde des Altertums genossen großes Ansehen bei den Menschen, was durch die besonderen Beerdigungsrituale für Hunde im Altertum, durch künstlerische Abbildungen und die Erwähnung des Hundes in der Literatur verdeutlicht wird. Ein Beispiel findet man in Homers *Odyssee*, in der Odysseus nach zwanzig Jahren Krieg, Abwesenheit und Strapazen zu seinem Königshof auf Ithaka zurückkehrt. Um nicht erkannt zu werden, hatte er sich als verarmter Bettler verkleidet, aber als er sich seinem Heim näherte, erkannte ihn sein Hund Argos trotz der langjährigen Trennung und trotz der Verkleidung sofort. Argos begrüßte ihn bedingungslos und herzlich mit wedelndem Schwanz und gehobenen Ohren, war jedoch zu schwach, um auf den Beinen stehen zu können, denn in Odysseus' Abwesenheit war er misshandelt, ausgehungert und vernachlässigt worden. Odysseus hatte Argos viele Jahre zuvor aufgezogen und zum prächtigen, starken und klugen Jagdhund angelernt, weshalb der Anblick des jetzt verhungerten und misshandelten Hundes ihn zum Weinen brachte. Als Odysseus an dem Hund vorbei ging, um das Haus zu betreten, brachte Argos seine letzten Kräfte auf, sich über die lang ersehnte Rückkehr seines Herrchens zu freuen, wedelte mit dem Schwanz, schloss seine Augen zum letzten Mal und starb.

Diese Episode schildert in ihrer Einfachheit und Schönheit, wie unmittelbar, aufrichtig, bedingungslos und innig die Liebe und Treue zwischen Menschen und Hund sein kann. Seit der Zeit Homers ist die Rolle des Hundes nicht weniger bedeutend geworden, hat sich aber verändert. Heute wird viel Geld und Zeit dafür aufgebracht, den Hund zu verwöhnen und zu pflegen, und von vielen wird er als vollwertiges Familienmitglied betrachtet. Wir besorgen ihm Nahrung, Spielzeug, Trainingsausrüstung, Möbel, Betten, Medikamente, Pflegeprodukte, Transportboxen oder Accessoires und wir zahlen gerne für seinen Besuch beim Friseur, Zahnarzt und Tierarzt. Wir geben unverdrossen Milliarden für unser Haustier aus, Finanzkrise hin oder her.

Der Hundebesitz trägt nicht unerheblich zur Wirtschaft in der EU bei. Es werden Milliarden für Hundefutter, Spezialfutter, Pflegemittel, Medikamente, Zahnpflege, Tierarztbesuche, Hundefriseur, Hundetraining, Ausrüstung, Spielzeug, Betten, Geschirr/Leinen, Bekleidung und anderes Zubehör ausgegeben. Die Hersteller von Hundefutter und -ausrüstung berichten von steigenden Umsätzen in der Heimtierbranche – auch in Krisenzeiten.

Eine Durchsicht der wissenschaftlichen Literatur enthüllt jedoch, dass uns der Hund als Haustier faktisch ungeahnt viel zurück gibt – in den meisten Fällen viel mehr, als er bekommt, denn wer kann schon den Preis für Lebensqualität und bessere Gesundheit festlegen? Ihr Hund kann Ihre Gesundheit verbessern und Sie nach einer Krankheit wieder zurück in die Bahn bringen. Dies gilt auch bei ernsthaften Erkrankungen des Gehirns und des Herzens sowie bei Krebserkrankungen. Auf diese Weise hat sich die Bedeutung des Hundes für unser Überleben seit dem Zeitpunkt, als wir Jäger und Sammler waren, kaum geändert. Wir haben die Gesellschaft um uns herum geändert und damit auch die Krankheiten, von denen wir betroffen sind, aber die Unterstützung und die Überlebenshilfe des Hundes haben sich über die letzten Hunderttausende von Jahren kaum verändert.

Genetisches Design

Der Hund wird als das Tier betrachtet, welches den größten Einfluss auf unsere Evolutionsbiologie gehabt hat - einschließlich seines Beitrags zur Entwicklung unseres in Relation zur Körpergröße betrachtet sehr großen Gehirns. Gerade das Verhältnis zwischen Gehirn- und gesamter Körpergröße (das prozentuale Gewicht des Gehirns vom gesamten Körpergewicht) ist entscheidend dafür, wie groß die kognitiven Fähigkeiten sind, die eine Art besitzt. Der moderne Mensch (*Homo sapiens*) zeichnet sich durch ein Gehirn aus, das im Verhältnis zu unserer Körpergröße sehr groß ist. Dieses wird im Vergleich mit den frühen Menschenarten deutlich, und noch deutlicher, wenn wir uns mit anderen Säugetieren vergleichen. Die Anzahl von Neuronen im Gehirn und nicht zuletzt die Dichte ihrer gegenseitigen Verbindungen, „das neurale Netzwerk" genannt (inklusive der Anzahl von Synapsen, d.h. Stellen mit Kommunikationsübertragung zwischen den Hirnzellen) trägt ebenfalls wesentlich zur kognitiven Kapazität bei. Je mehr Neuronen und vor allem je mehr Synapsen ein Individuum im Gehirn besitzt, desto größer ist die vorhandene kognitive Kapazität.

Gleichzeitig hat der Mensch auch die evolutionäre Entwicklung des Hundes beeinflusst. In neuer Zeit haben wir mittels Selektion besondere Eigenschaften und Hunderassen herausgezüchtet, wobei die natürliche Anatomie und Physiologie des Hundes verändert wurde. Sowohl heute als auch früher war das Grundprinzip, dass die besten und fügsamsten Hunde in die Zucht gingen, um die Fähigkeiten über die Gene weiterzugeben und auf diese Weise Generation um Generation zu stärken. Mit der Zeit konnte man so Rassen mit einzigartigen Fähigkeiten in Wahrnehmung, Auffassung und Kognition züchten.[78]

Durch Züchtungsprogramme haben wir *Canis lupus familiaris* – den Haushund – zu einer der vielgestaltigsten (pleomorphen) Tierarten der Erde gemacht: Von der gigantischen Deutschen Dogge bis zum Minihund, dem Chihuahua einschließlich allem, was dazwischen liegt, umfasst sein Erscheinungsbild ein großes Spektrum. Es gibt heute Hunderte von Hunderassen, die alle das Ergebnis selektiver und künstlicher Zuchtintervention sind, weshalb die Hunde je nach speziellen Fähigkeiten und biologischen Varianten variieren. Dies lässt eine Zweckaufteilung in z.B. Jagd-, Wach-, Hirten- und Wettlaufhunde zu, die alle nach genauer spezifizierten Funktionen noch detaillierter unterteilt werden können. Die Jagdhunde, die sowohl für die Vorzeit- als auch für die heutigen Menschen relevant sind, sind die besten Beispiele für eine detaillierte Spezialisierung innerhalb eines Hundetyps. So werden sie aufgeteilt nach 1) Jagdtypen, für die sie geeignet sind – Treibjagd, mit treibenden Spaniels; Stöberjagd, mit Stöberhunden wie z.B. Beagles; Erdjagd mit Dackel oder Terrier, 2) dem primäre Beutetier – Schnepfen/Waldschnepfen mit Cockerspaniels, Elchhund oder Kaninchenhund und 3) den spezifischen Jagdfunktionen – Vorstehhunde, Apportierhunde, Spürhunde, Schweißhunde u. a.[79]

Generell besitzen die Jagdhunde wunderbare Fähigkeiten, die im Vergleich mit anderen Hundegruppen besonders ausgeprägt sind. So sind Jagdhunde sehr schnell, haben Ausdauer und sind bereit, durch Wiesen, Gebüsch, Wald usw. zu laufen. Außerdem haben sie noch eine besondere Dimension, nämlich einen extrem gut entwickelten Geruchssinn, mit dem sie Spuren und Beutetiere an Land, im Wasser und in der Luft erschnüffeln können.

Wie in den nächsten Kapiteln gezeigt, begnügt sich der Hund nicht damit, uns bedingungslose Treue, Liebe und Hingabe zu gewähren. Er bietet uns noch viel mehr als das. So wie in der paläolithischen Vergangenheit hat er auch heute eine grundlegende Bedeutung für die Gesundheit, das Überleben und die Rehabilitation der Menschen im Zusammenhang mit ernsthaften Erkrankungen oder gesundheitlichen Schäden.

Referenzen zu diesem Kapitel

1   Case, 2008; Vila et al., 1999; Driscoll & Macdonald, 2010; Ostrander & Wayne, 2005; Zeder, 2012

2   O'Haire, 2009; Ovodov et al., 2011; Walsh, 2009a

3   Friedmann & Son, 2009

4   Friedmann & Thomas, 1995; Serpell, 1996

5   Fine, 2010; Friedmann & Son, 2009; O'Haire, 2010

6   Galibert et al., 2011; Germonpré et al., 2009; Miklósi, 2007; Overall, 2011; Ovodov et al., 2011

7   Olmert, 2009; Schleidt & Shalter, 2003; Serpell, 1996; Vila et al., 1997,1999; Wayne & VonHoldt, 2012

8   Cirulli et al., 2011; Miklósi, 2007; Larson et al., 2012

9   Galibert et al., 2011; Miklósi, 2007; O'Haire, 2010; Smith, 2004

10 Messent & Serpell, 1981; Serpell, 1996

11 Olmert, 2009

12 Coppinger & Coppinger, 2001; Driscoll & Macdonald, 2010; Fogle, 1990; Schleidt & Shalter, 2003

13 Case, 2008; Vila et al., 1999

14 Serpell, 1996; Udell et al., 2010

Großer böser Wolf kommt nach Hause

15 Driscoll & Macdonald, 2010; Miklósi, 2007; Schleidt & Shalter, 2003; Coppinger & Coppinger, 2001

16 Galibert et al., 2011; Ovodov et al., 2011

17 Ovodov et al., 2011

18 Galibert et al., 2011; Germonpré et al., 2009,2012

19 Driscoll & Macdonald, 2010; Olmert, 2003; O'Haire, 2009; Schleidt & Shalter, 2003; Serpell, 1996

20 Fogle, 1990; Serpell, 1996

21 Driscoll & Macdonald, 2010; Serpell, 1996; Walsh, 2009a, Coppinger & Coppinger, 2001

Sinn für Kommunikation

22 Miklósi, 2007; O'Haire, 2009; Serpell, 1996

23 Fogle, 1990

24 Horowitz, 2010

25 Olmert, 2009

26 Fogle, 1990; Miklósi, 2007; Udell & Wynne, 2008; Udell et al., 2010

27 Hare et al., 2002; Horowitz, 2010; Udell & Wynne, 2008; Udell et al., 2010

28 Fogle, 1990; Horowitz, 2010; Miller & Murphy, 1995

29 Fogle, 1990; Miller & Murphy, 1995

30 Horowitz, 2010; Miklósi, 2007

31 Horowitz, 2010; Olmert, 2009

32 Miklósi, 2007; Overall, 2011; Reid, 2009;
Udell & Wynne, 2008

33 Hare et al., 2002; Kirchhofer et al., 2012;
Miklósi et al., 2003; Reid, 2009; Udell et al.,
2010

34 Kaminski et al., 2012; Kirchhofer et al., 2012;
Scheider et al., 2011

35 Adachi et al., 2007

36 Kaminski et al., 2012; Nagasawa et al.,
2011; Scheider et al., 2011

37 Horowitz, 2010; Olmert, 2009; Serpell,
1996; Walsh, 2009a,b; Berns et al., 2012;
Tomasello & Kaminski, 2009

38 Kaminski et al., 2012; Overall, 2011; Téglás
et al., 2012; Tomasello & Kaminski, 2009;
Topál et al., 2009

39 Hare et al., 2002; Miklósi et al., 2003; Reid,
2009; Udell et al., 2011

40 Joly-Mascheroni et al., 2008

41 Helt et al., 2010

42 Senju, 2010

43 Racca et al., 2012

44 Reid, 2009; Udell & Wynne, 2011; Udell et
al., 2010

45 Udell & Wynne, 2011; Udell et al., 2010,2011

46 Hare et al., 2002; Nagasawa et al.,
2009b,2011; Overall, 2011; Reid, 2009

47 Faragó et al., 2014; Kis et al., 2012; Lakatos
et al., 2012; Téglás et al., 2012; Topál et al.,
2009; Tomasello & Kaminski, 2009

48 Lakatos et al., 2012; Berns et al., 2012

49 Berns et al., 2012

50 Miklósi, 2007; Reid, 2009; Udell & Wynne,
2008; Udell et al., 2010

51 Call et al., 2003; Udell & Wynne, 2008; Udell
et al., 2010

Magnetische Hunde

52 Hart et al., 2013

Der Geruchssinn des Hundes

53 Fogle, 1990; Horowitz, 2010

54 Fogle, 1990; Horowitz, 2010

55 Fogle, 1990; Miklósi, 2007

56 Fogle, 1990; Horowitz, 2010

57 Horowitz, 2010

58 Boedeker et al., 2012; Brown & Strong,
2001; Chen et al., 2000; Ehmann et al.,
2012; Sonoda et al., 2011; Strong et al.,
1999,2002; Williams & Pembroke, 1989

59 Fogle, 1990

60 Fogle, 1990; Horowitz, 2010

Eis, Fleisch und Knochen

61 Driscoll & Macdonald, 2010; Olmert, 2009;
Serpell, 1996; Walsh, 2009a

62 Case, 2008; Driscoll & Macdonald, 2010;
Schleidt & Shalter, 2003

63 Larsen, 2003; Milton, 2003

64 Driscoll & Macdonald, 2010; Howard, 2006;
Olmert, 2009

65 Fogle, 1990; Horowitz, 2010; Miklósi, 2007

66 Fogle, 1990; Horowitz, 2010; Olmert, 2009

67 Olmert, 2009

68 Schleidt & Shalter, 2003

69 Case, 2008; Driscoll & Macdonald, 2010

70 Olmert, 2009

71 Schleidt & Shalter, 2003

72 Case, 2008; Olmert, 2009; Schleidt &
Shalter, 2003; Walsh, 2009a

73 Howard, 2006

74 Driscoll & Macdonald, 2010; Olmert, 2009

Gefundenes Fressen

75 Case, 2008; Coppinger & Coppinger, 2001;
Driscoll & Macdonald, 2010; Larson et al.,
2012; Herculano-Houzel, 2012; Plummer,
2004; Schleidt & Shalter, 2003; Serpell,
1996; Vila et al., 1997,1999; Wayne &
VonHoldt, 2012; Wrangham & Carmody,
2010

76 Axelsson et al., 2013; Fine, 2010; Olmert,
2009

77 Fogle, 1990; Serpell, 1996; Walsh, 2009a

Genetisches Design

79 Fogle, 1990; Horowitz, 2010; Miklósi, 2007;
Olmert, 2009; Serpell, 1996; Walsh, 2009a

80 Fogle, 1990; Miklósi, 2007

2

Der Hund ist der beste Freund der Gesundheit

Gute Freunde und ein starkes soziales Netzwerk sind entscheidend für unsere Gesundheit und unsere Heilung, wenn wir erkranken. Dass die Verbindung zwischen unserem psychosozialen Zustand und unserer Gesundheit so erheblich ist, spiegelt wider, dass der Mensch in seiner Natur ein sehr soziales Lebewesen ist, dessen Chance für das Überleben und Fortbestehen ganz vom Umgang miteinander abhängig ist. Zusammensein, Nähe und Freundschaft sind damit wesentliche menschliche Bedürfnisse. Wissenschaftliche Untersuchungen haben jetzt ergeben, dass auch der Hund unsere sozialen Bedürfnisse erfüllen und darüber hinaus auch unsere Gesundheit optimieren kann.

Die meisten Hundebesitzer werden zustimmen, dass der Hund des Menschen bester Freund ist, und das allein von einem tief sitzenden, instinktiven Sinn oder Gefühl ausgehend, das mit Worten schwer zu beschreiben ist. Harry S. Truman, ehemaliger amerikanischer Präsident und Besitzer eines Cockerspaniels, hat es dennoch versucht: *„If you want a friend in Washington, get a dog.*[1]" So charmant das Zitat auch sein mag, es bleibt dennoch subjektiv und unwissenschaftlich. Der Zweck dieses Buches ist es, eine objektive und wissensbasierte Perspektive anzulegen, die auf der Basis einer Reihe von Forschungsuntersuchungen die gesundheitlichen Vorteile des Hundes für die Menschen beschreibt. Damit tauchen ganz grundlegende Fragen auf: Kann es wirklich wahr sein, dass ein Hund eine sinnvolle soziale Unterstützung für uns Menschen darstellen kann, und kann der Hund dadurch unsere Lebensqualität, unsere Gesundheit und sogar unsere Überlebenschancen verbessern? Gilt das für alle Menschen im gleichen Ausmaß? Kann man sich vorstellen, dass der Hund nur denen etwas nützt, die sowieso schon einsam oder deprimiert sind? Oder vollendet der Hund eher ein schon bestehendes und ausgezeichnetes soziales Netzwerk?

Lebensqualität und Gesundheit

Wissenschaftliche Studien haben gezeigt, dass der Hund unsere Lebensqualität und unsere Gesundheit verbessert, weil allein seine Anwesenheit auf uns sowohl physiologische, biochemische und zellbiologische als auch psychologische Auswirkungen hat.[2] Beispielsweise verändert der Hund die Hirnaktivität in unseren Stirnlappen, er aktiviert eine besondere Gruppe spezialisierter Nervenzellen (Neuronen) im limbischen System des Gehirns und lässt uns eine Reihe das Wohlgefühl fördernder Botenstoffe und Hormone ausscheiden.[3]

Hundebesitzer widerstehen Risikofaktoren wie z.B. Bluthochdruck und erhöhtem Stresshormon besser als Menschen ohne Hund, genau wie sie auch viel öfter weit verbreitete und ernsthafte Leiden überleben. Wenn Hundebesitzer mit soziodemografisch und gesundheitlich vergleichbaren Nicht-Hundebesitzern (d.h. Kontrollgruppen) verglichen werden, geht daraus hervor, dass Hundebesitzer physische und mentale Gesundheitsvorteile und eine verbesserte Lebensqualität[4] erreichen, weshalb sie weniger Bedarf an ärztlicher und medikamentöser Behandlung[5] haben.

Dr. James A. Serpell, Leiter des *Center for Interaction of Animals and Society* an der Universität von Pennsylvania, ist ein bedeutender Mitgestalter für unser Wissen über das Zusammenspiel zwischen Hund und Mensch. Er hat kontrollierte Langzeitstudien durchgeführt, die zeitlich nach vorne blickend (prospektiv) zwei Gruppen von Menschen begleiteten: Eine, die gerade im Begriff war, sich einen Hund oder eine Katze anzuschaffen, und eine Kontrollgruppe, die keine solche Absicht hegte. Diese Studien haben in großem Umfang dazu beigetragen, den spezifischen Gesundheitseffekt des Hundes für Menschen zu beleuchten. Bei Untersuchungen von neuen Hundebesitzern vor und nach Ankunft des Hundes konnte man die gesundheitlichen Einflüsse erkennen, die der Hund auf seinen Besitzer hatte. Außerdem wurden die neuen Hundebesitzer mit Kontrollgruppen verglichen, die zum einen aus frisch gebackenen Katzenbesitzern und zum anderen aus Personen bestanden, die kein Haustier bekamen.

Die Ergebnisse zeigten, dass die Anschaffung eines Hundes die Häufigkeit von insgesamt 30 gesundheitlichen Problemen und 20 weniger ernsthaften Leiden/Symptomen wie z.B. Erkältung, Rückenschmerzen, Kopfschmerzen, Husten, Schlafstörungen, Schwindel, Heuschnupfen, Gliederschmerzen, Verstopfung usw. reduzierte. Dabei konnten die Verbesserungen schon einen Monat nach Erhalt des Hundes gemessen werden. Es zeigte sich außerdem, dass der Hund den am längsten anhaltenden Gesundheitsvorteil bewirkte.[6]

Die Personen, die einen Hund oder eine Katze erhalten sollten, wurden vor Ankunft des Tieres sowie in den ersten zehn Monaten danach einer Gesundheitsprüfung unterzogen. Durch Vergleiche des Gesundheitszustandes vor und nach Ankunft des Haustiers konnte man den Effekt der Ankunft des Hundes messen und jeweils bei Erhalt einer Katze bzw. ohne ein Tier Vergleiche anstellen. Alle drei Gruppen waren zu Beginn der Untersuchung (d.h. bevor zwei der Gruppen ihre Haustiere bekamen) in Bezug auf den Gesundheitszustand, das Alter, das Geschlecht, den sozialen Status und andere spezifischen Gesundheitsparameter miteinander vergleichbar. Die Ergebnisse zeigten, dass die Gesundheit bei der Gruppe, die kein Haustier bekam, über den gesamten Zeitraum gleich blieb. Die einzige Veränderung bestand darin, dass sie am Ende der zehnmonatigen Untersuchung anfingen, mehr Sport zu betreiben, aber die zusätzliche

Bewegung hatte keinen Effekt auf die gemessene Gesundheit. Die Erklärung der zusätzlichen Bewegung ist, dass das Mitwirken an einem Versuch an sich Auswirkungen auf den Menschen hat, und es ist nicht ungewöhnlich, dass Versuchspersonen dann freiwillig einen etwas gesünderen Lebensstil beginnen.

Die Gruppe, die eine Katze erhielt, zeigte einige anfängliche, aber vorübergehende Gesundheitseffekte nach Ankunft der Katze, aber schon nach sechs Monaten war dieser Effekt wieder verschwunden. Das Interessante war, dass die Gruppe, die einen Hund bekam, sehr deutliche Verbesserungen ihrer Gesundheit zeigte und dass diese Effekte nach der zehnmonatigen Dauer der Studie immer noch vorhanden waren. Die verbesserte Gesundheit der Hundebesitzer wurde auf Basis von Interviewbesuchen sowie der Beantwortung von Fragebögen mit 30 Fragen zu körperlichen, klinischen und psychischen Symptomen bewertet.[7] Außerdem zeigte die gleiche Untersuchung, dass der Hund zusätzliche Gesundheitsvorteile wie z.B. verbesserte Lebensqualität und ein Gefühl von Geborgenheit auslöste.

Weitere Forschungsergebnisse zeigten, dass Hundebesitzer auch einen verbesserten Schlaf, weniger Krankheitstage, das Gefühl von mehr Zufriedenheit im Leben und eine größere Widerstandsfähigkeit gegenüber traumatischen Erlebnissen und persönlichen Belastungen genießen.[8] Es ist also nicht einerlei, ob Sie einen Hund oder ein anderes Haustier anschaffen, wenn Sie die wissenschaftlich bewiesenen Gesundheitsvorteile erzielen möchten. Auch wenn physiologische, psychosoziale und demografische Faktoren sowie Alter, Geschlecht, Gesundheitszustand, Ernsthaftigkeit der Krankheit u. a. in Betracht gezogen werden, kann eine überwältigende und statistisch nachweisbare Gesundheitsverbesserung festgestellt werden, wenn man einen Hund besitzt.[9]

Ein weiterer interessanter Parameter ist, wie viele Male im Jahr Hundebesitzer im Vergleich zu ihren entsprechenden Kontrollgruppen zum Arzt gehen. Dies hat man in mehreren umfangreichen Studien untersucht, die im Versuchsaufbau zeitlich nach vorne schauend und/oder longitudinal sind, d.h. es werden Daten über einen mehrjährigen Zeitraum gesammelt. Wie nachfolgend beschrieben sind die Ergebnisse dieser Studien ganz eindeutig darin, dass der Hund in sehr überzeugender Weise den Bedarf seines Herrchens an ärztlicher Hilfe reduziert.[10]

The German Socio-Economic Panel Survey

In einer Untersuchung mit 10.000 Teilnehmern (*The German Socio-Economic Panel Survey*) haben Forscher die Teilnehmer bezüglich ihrer Haustiere befragt.[11] Die Teilnehmer wurden in 1996 und wieder in 2001 befragt, sodass Daten für dieselbe Gruppe mehrmals über eine Reihe von Jahren gesammelt wurden. Die Studie zeigte, dass die Personen, die über den ganzen Zeitraum ein Haustier hatten, die wenigsten Arztbesuche machten. Die Personen, die während des Untersuchungszeitraumes ein Haustier bekamen, gingen am zweitwenigsten zum Arzt. Die Teilnehmer, die gar kein Tier hatten oder die ihr Haustier während des Untersuchungszeitraums verloren hatten, brauchten viel öfter ärztliche Hilfe.[12]

Unter älteren Menschen haben Hundebesitzer einen deutlich geringeren Bedarf an ärztliche Behandlung als ihre entsprechende Kontrollgruppe. Auch der Alterungsprozess in Form altersbezogener Funktionsverluste war nicht so fortgeschritten wie bei älteren Menschen ohne Tier.[13] Wenn von stressvollen Umständen die Rede ist (z.B. bei schmerzlichen Verlusten, Todesfällen, Trennung oder Scheidung) sind Hundebesitzer die einzigen, die keinen erhöhten Bedarf an ärztlicher Hilfe und zusätzlichen Arztbesuchen entwickeln.[14]

Die Bedeutung der Tiere für die Gesundheit der Menschen wird dadurch bestätigt, dass der Bedarf an und der Verbrauch von beispielsweise schmerzstillenden Medikamenten in Institutionen wie Pflegeheimen und Reha-Zentren), in denen die Bewohner die Möglichkeit haben, mit Haustieren umzugehen, so weit reduziert wird, dass die Ausgaben für Medikamente halbiert werden können.[15]

Widerstandskraft und Überleben

Die Gabe des Hundes, Schmerzen und Mutlosigkeit selbst in schweren Situationen zu reduzieren, ist ein Thema, das mehr Aufmerksamkeit verdient. Ein Hund stellt eine unschätzbare Unterstützung für die Familie dar, wenn Widerstand, Krisen, Verluste, Schmerz und Umstellungen am größten sind[16] Haustiere, und besonders der Hund, haben soziemotionale und physiologische Einwirkungen auf uns, die in uns die hartnäckigste Widerstandskraft wecken, wenn wir etwas Unerträgliches oder Traumatisierendes aushalten müssen.[17]

Aus demselben Grund trauert jeder Hundebesitzer sehr, wenn der Hund stirbt. Einer der ergreifendsten Beschreibungen hiervon und im Übrigen auch von der Bedeutung des Hundes für unser Leben findet sich im 2007 erschienenen Buch *Liebst Du mich auch? Die Gefühlswelt bei Hund und Mensch* von Dr. Patricia B. McConnell. Die Kernaussage ist dabei, dass wir jeden Augenblick mit unserem besten Freund genießen sollen – nicht nur, weil der Hund unsere Gesundheit verbessert, sondern auch, weil er unserem Leben eine eigene Dimension hinzufügt.

Dr. James A. Serpell hat beschrieben, wie groß die Bedeutung guter sozialer Kontakte für uns Menschen ist. Das Risiko, zu sterben, ist für sozial und emotional isolierte Personen doppelt so hoch wie für Personen, die gute und enge soziale Kontakte oder Familienbande haben. So ist das Todesrisiko in Bezug auf eine lange Reihe von Krankheiten für einsame Personen viel höher als für Nicht-einsame, und wenn von Patienten mit einem Herzinfarkt die Rede ist, haben einsame Personen auch nach Prüfung der anderen möglichen Ursachen eine um 50% erhöhte Sterblichkeit im Vergleich zu den nicht einsamen Personen. Ein einsamer Mann, der über 20 Zigaretten am Tag raucht, hat ein um 60-70% größeres Risiko, einen verfrühten Tod zu erleiden, als ein vergleichbarer männlicher Raucher, der nicht einsam ist.[18] Es gibt noch viele weitere Beispiele dafür, dass unser Überleben bedroht ist, wenn wir einsam leben. Weil ein Hund eine sehr starke und enge Freundschaft mit uns eingehen kann, nimmt er eine wichtige Rolle in unserem Leben und für unsere Überlebensmöglichkeiten ein.[19]

In bestimmten Perioden mit großer Verletzlichkeit hat der Hund das Potenzial dazu, ein besserer Freund zu sein, als irgendjemand anders. Wir müssen nie auf seine Hilfestellung warten oder uns um diese verdient machen, noch müssen wir kritische Fragen beantworten und daran denken, uns zu revanchieren – wir können einfach genießen, dass einer da ist, der gern zuhört, Mitgefühl zeigt und den ganzen Tag oder die ganze Woche oder wie lange es auch andauern mag bei uns sein möchte. In Krisen oder anderen schwierigen Situationen ist es auch nicht unnormal, dass andere Personen es als unangenehm oder falsch empfinden, dem Kranken oder Trauernden nah zu sein, zumindest bei monatelangen Krisen- oder Trauerperioden. Militärangehörige haben auch berichtet, dass ihre Haustiere eine wertvolle Unterstützung und ein stabilisierender Faktor im Leben waren, wenn turbulente Zeiten anbrachen oder sie plötzlich versetzt wurden. Hier bot das Tier eine Beständigkeit, die sonst in solchen Situationen fehlte. Der gleiche Effekt von Haustieren in Form einer sozioemotionalen Stabilisierung wurde bei Kindern beschrieben, die die Schule wechselten oder in ein neues Zuhause umziehen mussten.[20] Man hat auch gesehen, dass Patientenverläufe, an denen Hunde teilnahmen, in besseren Behandlungsergebnissen, besserer Arzt-Patient Beziehung und besserer Verständigung untereinander resultierten, indem sowohl die Kommunikation als auch die Bereitschaft zur Zusammenarbeit und zur Einhaltung der Vorgaben optimiert war, wenn ein Hund an der Therapie beteiligt war.[21]

Signalwert

Insgesamt deutet also etwas darauf hin, dass uns die Gesellschaft eines Hundes ein fundamentales Gleichgewicht bescheren kann, das sowohl Schmerz, Leiden als auch Ärzte fernhalten kann. Des Weiteren hat die Forschung gezeigt, dass der Hund Geborgenheit gibt und unsere Furcht vor anderen Personen und Situationen, die sonst als bedrohlich wahrgenommen werden, minimiert. Dies ist ein genereller Effekt, den Haustiere auf Menschen haben. Wir empfinden Szenarien, in denen Haustiere vorkommen, als freundlicher, entspannender, mehr Geborgenheit ausstrahlend und humorvoller als die gleichen Szenarien ohne Haustiere.[22] Wir halten auch andere Personen für weniger gefährlich und bedrohlich, für angenehmer, froher, gesünder, klüger und wohlhabender, wenn sie mit einem Haustier auftreten.[23] Dies hängt unter anderem damit zusammen, dass ein Haustier uns etwas abverlangt und von unserem guten Willen, unserer Nächstenliebe, Großzügigkeit und Rücksicht abhängig ist. Unser Gehirn fasst deshalb automatisch eine Person mit einem gut ernährten und gepflegten Haustier als einen sympathischen Menschen mit gutem Herzen auf.

Dieser günstige Signalwert des Hundes ist, was kaum überrascht, von vielen amerikanischen Präsidenten sowohl im Wahlkampf als auch während der Amtszeit genutzt worden. Dies gilt vom ersten amerikanischen Präsidenten George Washington bis hin zum gegenwärtigen Barack Obama und viele der dazwischen liegenden, die klar die Wichtigkeit der Tatsache erkannten, sich öffentlich mit einem Hund zu zeigen. Für Präsident Richard Nixon, der allgemein ein eher schlechtes Image hatte, änderte sich das Medienbild merklich nach einem Auftritt mit seinem Cockerspaniel Checkers. Der Hund war auch ein wichtiges Element in Nixons berühmter Rede *The Checkers Speech* im Jahr 1952, in der er sich gegen Anklagen wegen Missbrauchs von Geldspenden für seine politische Kampagne verteidigte und darauf bestand, seinen Hund abzugeben, der ihm ebenfalls geschenkt worden war.

Der Beagle von Präsident Lyndon B. Johnson hätte ihn 1964 beinahe seine Karriere gekostet, als dieser ihn auf einem Foto an den Ohren hochzog, was einen Sturm von Anschuldigungen zur Misshandlung von Tieren auslöste. Eine falsche Bewegung auf einem einzigen Foto reichte aus, um seine politische Karriere um ein Haar durch einen Beagle zu beenden – was den großen Einfluss widerspiegelt, den Hunde auf Menschen (und Wähler) ausüben können.

Der positive Signalwert des Hundes wurde auch in einer Untersuchung bestätigt, in der eine Gruppe von Studenten Gesundheitspersonal und Therapeuten bei der Arbeit mit und ohne Hund bewerten sollte. Die Bewertung des Personals war wesentlich positiver, wenn der betreffende Therapeut einen Hund in die Arbeit in der Klinik mit einbezog.[24] Haustiere haben also eine fundamentale Wirkung auf uns Menschen, um die man nicht herum kommt, egal, ob man selbst ein Tier hat oder nicht.

Der Hund am Radar des Gehirns

Ein Teil der Erklärung für die signifikante Wirkung des Hundes auf uns Menschen wurde erst vor Kurzem veröffentlicht, als eine international zusammengesetzte Forschergruppe ein Aufsehen erregendes Ergebnis von sehr großer Tragweite präsentieren konnte. Es wurde nämlich bekannt, dass es im Gehirn eine besondere Gruppe von Hirnzellen (Neuronen) gibt, die spezifisch aktiviert werden und Signale senden, wenn wir ein Tier sehen.[25] Die Studie zeigte außerdem, dass diese Hirnreaktion unabhängig vom emotionalen Zustand und Aufmerksamkeitsgrad der Person war, was die zentrale und evolutionär wichtige Rolle spiegelt, die Tiere in unseren Leben immer gespielt haben. Bis zur Veröffentlichung dieser Studie war die besondere Fähigkeit des Hundes, unsere Aufmerksamkeit auf sich zu ziehen, ein Phänomen, das auf Grundlage von verhaltens- und psychologischen Beobachtungen beschrieben wurde. Man hatte im Großen und Ganzen schon immer erkannt, dass ein Hund besonders gut die Aufmerksamkeit sowohl von Erwachsenen als auch von Kindern auf sich ziehen und die Gedanken von anderen Dingen ablenken kann.

Die Besonderheit an dieser recht neuen (2011 publizierten) Studie ist, dass sie biologisch gesehen aufklärt, warum wir es nicht lassen können, einen Hund anzusehen, der sich in unserer Nähe befindet. Gerade die ausgiebige Ablenkung dieser Aufmerksamkeit trägt zu entspannenden und beruhigenden Wirkung bei, weil wir im Umgang mit einem Hund automatisch locker werden, sodass das Gemüt entspannen kann.

Physiologische Verbesserungen

Es ist daher auch nicht überraschend, dass der Hund besondere Effekte auf unsere Physiologie hat. Zahlreiche Forschungsergebnisse haben gezeigt, dass das Zusammensein mit einem Hund Puls und Blutdruck senken kann.[26] Die Anwesenheit eines Hundes kann in der Tat dann, wenn es darum geht, Puls oder Blutdruck zu senken, eine viel bessere Gesellschaft sein als die eines guten Freundes oder eines Ehepartners, und zwar sowohl im Fall von stressigen Ereignissen als auch in Situationen, wo Stress keine Rolle spielt. Die Anwesenheit des Hundes in Stresssituationen kann sogar den Effekt von Blutdruck senkenden Medikamenten übertreffen.[27] Eine zentrale Ursache für die Blutdruck senkende Wirkung ist, dass ein Hund die Aktivität des Stoffes Renin reduziert, welcher bei Menschen zu einem stark erhöhten Blutdruck beitragen kann. Schon nach durchschnittlich 15 Minuten Zusammensein mit einem Hund kann man anhand von Messungen erkennen, dass der Blutdruck sinkt.[28] Die Menge des Stresshormons Kortisol und die Konzentration von Noradrenalin und Adrenalin sowie der Angstzustand sind nach 8-16 Minuten Zusammensein mit einem Hund reduziert.

Dabei spielt es keine Rolle, ob es sich um den eigenen oder einen fremden Hund wie z.B. einen professionellen Therapie- oder Besuchshund handelt.[29]

Letztere Tatsache hat großes Aufsehen erregt und in vielen Ländern zu einer ganzen Industrie von professionellen Hundeteams geführt, die z.B. Therapie-, Besuchs- und Servicehunde umfasst.[30] Die Konsequenz des leicht zugänglichen Heilungseffekts ist, dass wir eigentlich nur mit dem Hund des Nachbarn oder dem eines Fremden schmusen müssen, um Gesundheitsvorteile zu erreichen. Das einzige, was von uns gefordert wird, ist dass wir ein wenig von unserer Zeit investieren.[31]

Der Hund hat aber nicht nur Einfluss auf Puls und Blutdruck: Hundebesitzer haben sogar generell einen niedrigeren Gehalt an Fett (Triglyceriden) und Cholesterin im Blut.[32] Triglycerid- und Cholesteringehalt im Blut werden als biochemische Marker für Gesundheitsgefährdung genutzt: Steigende Werte stellen ein erhöhtes Risiko für Arterienverkalkungen dar, die einen Infarkt im Herzen oder im Gehirn, Gehirnblutungen, schlechte Durchblutung oder Herzinfarkte bewirken können.

In Anbetracht dessen, wie viele Menschen an Bluthochdruck und erhöhten Cholesterinwerten leiden, birgt diese Wirkung des Hundes ein sehr großes Potenzial. Schon allein seine Fähigkeit, die genannten Marker zu senken, ist ein wirklich guter Grund dafür, sich einen Hund anzuschaffen.

Obwohl es bei nicht sachgerechtem Umgang mit Hunden in manchen Situationen auch zu unerfreulichen Dingen wie z.B. vom Tier auf den Menschen übertragene Krankheiten (Zoonosen) oder Hundebissen kommen kann, überwiegen doch die gesundheitsfördernden Vorteile des Hundebesitzes und stellen damit einen Gewinn für die öffentliche Gesundheit und im Übrigen auch für die Wirtschaft des Gesundheitswesens dar. Wie in den nachfolgenden Abschnitten beschrieben, kann der Hund auch auf andere Parameter und Funktionen im Körper wie Gehirn, Herz, die Hormone und die Abwehrkräfte des Menschen wirken.

Auch ohne Bewegung

Besonders interessant an der Wirkung des Hundes auf unsere Gesundheit ist, dass sie anscheinend nicht vom Spazierengehen mit dem Hund abhängig ist.[33] Das Spazierengehen und der damit verbundene Bewegungseffekt können die Gesundheitsvorteile durch einen Hund nicht erklären – erstens, weil diese auch bei Hundebesitzern auftreten, die nie selbst mit ihrem Hund gehen, und zweitens, weil sie auch bei Nicht-Hundebesitzern gesehen werden, wenn sie sich in Gesellschaft fremder Therapie- oder Besuchshunde befinden. Und drittens hat eine Forschergruppe nachgewiesen, dass der Effekt des Hundes auf unsere Biologie auch dann eintritt, wenn wir in ruhiger Umgebung mit dem Hund schmusen.[34]

Es ist an der Zeit, sich von der überkommenen Annahme zu verabschieden, dass die bessere Gesundheit von Hundebesitzern auf mehr Bewegung durch Gassigehen mit dem Hund zurückzuführen sei. Unzählige Studien haben gezeigt, dass die Gesundheitsvorteile auch bei denjenigen auftreten, die gar nicht selbst mit dem Hund gehen. Nach manchen Studien gehen sogar mehr als 50 % der Hundebesitzer nie selbst mit dem Hund spazieren[35] – und trotzdem bewirkt der Hund eine allgemein bessere Gesundheit seines Halters.[36]

Misst und erfasst man die Bewegungsintensität bei Hundebesitzern, stellt sich heraus, dass diese eigentlich gar nicht besonders aktiv sind. Die Hundebesitzer können sogar weniger zum Spazierengehen neigen als andere Personen, und wenn ihre Spaziergänge mit dem Hund kontrolliert werden, betragen sie oft nur zwei bis drei Minuten Bewegung pro Tag - was viel zu wenig ist, um einen signifikanten Gesundheitseffekt zu bewirken.[37]

Außerdem wurde ermittelt, dass höchstens 30 % der Hundebesitzer das von offizieller Seite empfohlene tägliche Soll an körperlicher Aktivität[38] erfüllen (in Dänemark mindestens 30 Minuten mittelmäßige bis hochaktive Bewegung pro Tag). Selbst in einer umfangreichen Studie, in der die Forscher nachzuweisen versuchten, dass der Hund eine Quelle für gute Bewegungsgewohnheiten ist, zeigten die Ergebnisse, dass diese Hypothese falsch ist.[39] So kamen selbst die aktivsten Hundebesitzer in dieser Studie nicht auf die empfohlene 30 Minuten Bewegung pro Tag, denn die aktivsten – die übrigens nur 27 % aller Hundebesitzern ausmachten – hatten nur 150 Minuten Bewegung pro Woche, d.h. ein tägliches Pensum von 21,4 Minuten. Zum gleichen Ergebnis kommt eine weitere Studie, die zeigt, dass Hundebesitzer im Vergleich zu Nicht-Hundebesitzern keinen regelmäßigen Sport betreiben und dass ihr Gassigehen mit dem Hund nicht als Bewegung zählt, da es sich nur um einen entspannten Spaziergang handelt.[40]

Wenn man aber den Fokus auf übergewichtige Kinder im Alter zwischen 8 und 12 Jahren richtet, haben neue Ergebnisse vom Oktober 2013 Zusätzliches ergeben. Hier hat eine deutsch-österreichische Forschergruppe unter der Leitung von Rainer Wohlfarth von der Universität Freiburg veröffentlicht, dass ein Therapiehund übergewichtige Kinder zur Bewegung motiviert. Außerdem konnte man aus dieser Studie ableiten, dass der Hund diesbezüglich eine bessere Wirkung hat als ein menschlicher Freund.[41]

So wenig schmeichelhaft es auch sein mag: Besitzer von Hund und/oder Katze rauchen mehr, trinken mehr Alkohol und haben einen höheren BMI (Body-Mass-Index) als Personen ohne Haustier.[42] Dies geht u. a. aus einer großen Untersuchung an insgesamt 39.995 Personen hervor, die feststellte, dass Haustierbesitzer weder mehr noch weniger Bewegung bekommen als alle anderen, weshalb die Autoren schlussfolgerten, dass die Bewegungsmuster nicht unbedingt etwas damit zu tun haben, ob man ein Haustier besitzt oder nicht.

Ähnliche Untersuchungen in Finnland zeigen, dass Haustierbesitzer weniger gesund leben und einen höheren BMI haben als andere Bevölkerungsgruppen.[43] Es zeigt sich nämlich, dass es mehr die *Beziehung* zum Hund als ein Bewegungseffekt ist, die die Gesundheitsvorteile und das geringere Erkrankungsrisiko bei Hundebesitzern ausmachen, darunter auch das geringere Risiko für Diabetes, Bluthochdruck, erhöhtes Cholesterin und Depression.[44] Damit ist natürlich nicht gesagt, dass Bewegung nutzlos ist, aber sie sollte nicht mit den Auswirkungen des Hundes auf die Gesundheit vermischt werden. Es ist deshalb an der Zeit, mit dem bisherigen Glauben aufzuräumen, dass die Gesundheitsvorteile durch einen Hund ‚nur‘ ein banaler Bewegungseffekt seien. Und es ist auch nicht immer sicher, dass ein Hund seinem Herrchen ein regelmäßiges Bewegungsmuster garantiert.

Im Anschluss an dieses Thema müssen wir auch mit der unkritischen Sportbegeisterung der letzten Jahrzehnte aufräumen, in deren Rahmen Sport u. a. zu einer Wunderlösung für allerlei Gesundheitsprobleme ernannt wurde, einschließlich beispielsweise der Depression. Faktisch zeigen mehrere wissenschaftliche Untersuchungen, dass Sport nicht unbedingt für jeden gut ist, sowie auch nachgewiesen ist, dass Sport keine Depression heilen kann.[45]

Jetzt ganz ohne Bewegung

Die Aufgabe des Besuchs- und Therapiehundes ist es, sich für einen begrenzten Zeitraum bei einem Patienten oder einer pflegebedürftigen Person aufzuhalten, der er Gesellschaft leistet und die er danach wieder verlässt. In diesen Fällen ist weder Spazierengehen noch eine andere Bewegung zusammen mit dem Hund vorgesehen, und trotzdem löst die Gesellschaft des Hundes signifikante Gesundheitsvorteile beim Empfänger aus.[46]

Dokumentiert ist auch, dass der Gesundheitseffekt des Hundes bei gesunden Versuchspersonen erreicht werden kann, die nicht selbst Hundebesitzer sind und deshalb nicht mit einem Hund Gassi gehen, aber eingewilligt haben, sich vor, während und nach dem Zusammensein mit einem fremden Hund untersuchen zu lassen.[47] Man sieht hier, dass das Zusammensein mit einem Hund biochemische Veränderungen am Menschen hervorruft: Der Hund bewirkt, dass wir größere Mengen einer Reihe von Wohlgefühl fördernden Signalstoffen/Hormonen wie z.B. Dopamin, Endorphin, Prolaktin, Oxytocin und Beta-Phenylethylamin bilden und ausscheiden. Diese Stoffe sind alle von gleichermaßen zentraler Bedeutung für Gehirn und Gemüt und wichtig für die Signalübermittlung zwischen den Gehirnzellen (synaptische Transmission). Darüber hinaus haben sie hormonelle Funktionen und spezifische Wirkungen auf die übrigen Organsysteme des Körpers. Beispielsweise ist Oxytocin ein Stoff, der im Gehirn beruhigend wirkt, Empathie schafft und ein sehr starker Initiator von prosozialem Verhalten ist. Oxytocin ist deshalb von zentraler Bedeutung für unsere Fähigkeit, enge und vertraute Bindungen zu anderen Individuen zu knüpfen.[48] Gleichzeitig hat es auch noch ganz andere Aufgaben in anderen Körperbereichen - eine davon ist, dass stillende Mütter Milch bilden. Sinn dieses Beispiels ist es, darzustellen, wie die vom Hund aktivierten Stoffe unterschiedliche Wirkungen im Gehirn bzw. im Körper haben.

Übergeordnet gilt für alle Stoffe (Dopamin, Endorphin, Prolaktin, Oxytocin und Beta-Phenylethylamin), dass sie Wohlgefühl, soziales Vertrauen und Lebensfreude in Gehirn und Gemüt schaffen, und sie haben jeder für sich – wie in den kommenden Kapiteln beschrieben wird – eine Reihe spezifischer und günstiger Wirkungen auf unser Herz- Kreislaufsystem sowie auf unsere Abwehr und Widerstandskraft gegen ernsthafte Krankheiten.[49]

Der Effekt des Besuchs eines Therapiehundes bei Herzpatienten wurde untersucht, indem Herzpatienten in drei Gruppen eingeteilt wurden, die entweder 1) einen 12-minütigen Besuch eines Therapiehundes (in Begleitung des Hundebesitzers, oder 2) einen 12-minütigen Kontrollbesuch vom Hundebesitzer allein (ohne den Hund) oder 3) keinen Besuch, weder vom Hund noch von seinem Besitzer, bekamen. Die beiden letzten waren die Kontrollgruppen des Versuches. Es wurden insgesamt 14 verschiedene Therapiehunde unterschiedlicher Größe benutzt. Die Ergebnisse zeigten, dass der Besuch eines Hundes einen signifikant gesundheitsfördernden Effekt zeigte, und zwar sowohl in psychologischer (in Bezug auf Angst), in biochemischer (in Bezug auf Adrenalin, Noradrenalin) als auch in physiologischer Hinsicht (in Bezug auf Oxidation). In den Kontrollgruppen konnte dieser Effekt nicht nachgewiesen werden. Es war somit auch kein Effekt feststellbar, wenn der Hundebesitzer allein die Patienten besuchte, weshalb der Effekt allein dem Hund zuzuschreiben ist. So zeigten die Ergebnisse, wie ein Therapiehund eine deutliche Besserung der Herz-, Gefäß- und Lungenparameter sowie reduzierten Stress und Angst bei den Patienten bewirkte.[50] Was den Effekt des Hundes erstaunlich macht, ist, dass nur von einem einzigen, 12 Minuten kurzen Besuch mit einem fremden Hund die Rede war, und trotzdem erreichten die Patienten mehrere herausragende Gesundheitseffekte.

Wiederum ist es wichtig zu betonen, dass es natürlich nichts gibt, was Sie daran hindern sollte, Sport zu treiben. Wenn Sie aber die nützlichen Wirkungen eines Hundes für Körper und Seele erreichen möchten, sollte es keine Voraussetzung sein, dass Sie mit dem Hund laufen oder gehen. Wenn Sie jedoch einen langen Spaziergang machen möchten, haben Sie bewegungstechnisch mehr vom Gehen, wenn Sie es zusammen mit dem Hund tun. Die Ursache hierfür liegt zum Teil darin, dass der Hund Dynamik, Tempowechsel und Variation in der Bewegung bewirkt, weshalb das Gehen effektiver wird, als wenn man einfach allein lostrottet.[51]

Der Therapeut Hund

Dr. Aubrey H. Fine von der California State Polytechnic University hat ein Buch herausgegeben, das detailliert beschreibt, wie sich das Gesundheitswesen in anderen Ländern tiergestützte Interventionen (*Animal-Assisted Interventions*, AAI) schon seit vielen Jahren zu Nutze macht.[52] AAI umfasst hauptsächlich drei Typen von Hundeprogrammen: *Animal-Assisted Therapy* (AAT), *Animal-Assisted Activity* (AAA) und die Gruppe von Servicehunden.

AAT macht einen genau geplanten Teil des individuellen Behandlungsplans für einen Patienten aus, an den ein spezifischer Zweck sowie eine Reihe von Teilzielen und die Bedingung der Journalführung geknüpft sind. Des Weiteren sind die Behandlungsdauer und die Erfolgskriterien in Relation zu der Erkrankung des Patienten im Voraus festgelegt. AAT strebt somit direkt einem messbaren Behandlungseffekt als Teil der Ergänzung der individuellen Behandlungsstrategie eines Patienten in Verbindung mit der Erkrankung an.

AAA erinnert an AAT, zielt aber nicht direkt auf die Heilung und Behandlung einer Krankheit ab. Ihr Zweck ist es vielmehr, die Empfänger für Engagement in Aktivitäten mit dem Hund zu motivieren und deren Lebensqualität, allgemeines Wohlbefinden, soziale Interaktion und Laune zu verbessern. Deshalb umfasst AAA keine im Voraus festgelegten Behandlungszielsetzungen und wird nicht nur an Kranken angewandt, sondern auch an Gesunden, die an allgemeiner Schwäche oder Kontaktarmut leiden. AAA wird oft für ganze Gruppen auf einmal eingesetzt, kann aber auch individuell arrangiert werden.

Sowohl AAT als auch AAA benutzen speziell ausgebildete Hunde, die von ihrem Trainer/Besitzer begleitet werden, wodurch sie für einen begrenzten Zeitraum Teil eines Behandlungsplans, Rehabilitierungsverlaufs oder einer psychosozialen Unterstützung werden können. Neben den AAT-/AAA-Programmen gibt es ganze Gruppen von Servicehunden, die sich dadurch unterscheiden, dass sie mit der Person, der sie assistieren bzw. die sie unterstützen, zusammenleben. Ein bekanntes Beispiel hierfür ist der Blindenhund.

Durch das Zusammenfassen der Ergebnisse der AAI-Programme und der übrigen Forschung auf diesem Gebiet ist es jetzt möglich geworden, eine Bestandsaufnahme der biochemischen und physiologischen Prozesse zu erstellen, die durch die Gesellschaft eines Hundes verbessert werden. Diese Forschung trägt ganz entscheidend dazu bei, dass Hunde ernsthaft in das Gesundheitswesen implementiert werden und insofern auch zur medizinischen Entwicklung beitragen können, da die biochemischen und physiologischen Wirkungsmechanismen etwas darüber aussagen, was beispielsweise neue Therapien und Medikamente dazu beitragen können. Bei der AAI außerdem interessant ist, dass fremde Hunde eingesetzt werden, die nach ärztlicher Einschätzung und unter kontrollierter Überwachung bei den Empfängern zu Besuch kommen.

Trotz der Tatsache, dass nicht von dem eigenen Hund die Rede ist, kann das soziale Zusammensein mit dem Hund dennoch sehr spezifische biologische und nützliche Gesundheitsvorteile erbringen, die in den folgenden Kapiteln näher beschrieben werden. Es ist jedoch eine Tatsache, dass der Effekt am allergrößten ist, wenn vom eigenen Hund die Rede ist. Wie in Kapitel 3 beschrieben, kann der Besitzer daraus den größten Gewinn ziehen, wenn er eine emphatische, hingebungsvolle Beziehung zu seinem Hund hat anstatt ein hierarchisches, dominantes Besitzverständnis zu pflegen.[53]

Die Forschung zeigt, dass Hingabe zwischen Hund und Besitzer eine wesentliche Rolle für den Gesundheitseffekt spielt, den der Hund beim Besitzer auslöst. Hundebesitzer, die ihren Hund küssen, haben einen größeren Effekt von dem Hund als die Besitzer, die im Traum nicht daran denken, ihren Hund zu küssen, und unter denen die küssen, wird noch unterschieden, ob man dem Hund viele oder wenige Küsse gibt.[54] Das bedeutet mit anderen Worten, dass Sie mit dem Besuch eines fremden Hundes viel erreichen können, Sie können aber viel mehr erreichen, wenn Sie Ihren eigenen Hund im Hause haben, und am allermeisten erreichen Sie, wenn Sie Ihren Hund lieben.

Küssen deutsche Hundebesitzer ihre Hunde?

Aber ja! Und mehr als die Hälfte von ihnen tut es sogar jeden Tag.

Unter deutschen Hundebesitzern wurde eine internetbasierte Umfrage durchgeführt, um herauszufinden, wie oft Deutschlands Hunde von ihren Besitzern Küsschen bekommen und ob sie diese im Gesicht lecken dürfen. Insgesamt hatten 98 Teilnehmer an der Befragung teilgenommen, die im Juli 2014 vom Kynos Verlag durchgeführt wurde. Hier sind die Ergebnisse:
86.7% küssen ihren Hund

Von diesen zärtlichen Hundebesitzern küssen

51,8% ihren Hund jeden Tag
36,5% ihren Hund 2-7 Mal pro Woche
12,9% ihren Hund 0-1 Mal pro Woche
65,3% gestatten es ihrem Hund, ihr Gesicht zu lecken.

Vielleicht fragen Sie sich, ob dies ein geschlechtsspezifisches Verhalten ist. In der Tat wurden die Ergebnisse der Umfrage vom Geschlecht beeinflusst, da 88,8% der Antwortenden weiblich und 11,2% männlich waren.

Trotzdem gaben sage und schreibe 72,7% der männlichen Hundebesitzer zu, ihren Hund gelegentlich zu küssen.

Eine Schlussfolgerung ist, dass die Fähigkeit des Hundes, unsere Gesundheit zu verbessern, relativ unabhängig von dem Bewegungseffekt und den Besitzverhältnissen ist, was natürlich die Neugierde verschärft und neue Fragen auslöst. Denn was ist es, das der Hund am Menschen beeinflusst? Und wie beeinflusst der Hund unsere Gesundheit? Die Antworten zu diesen Fragen sind im Gehirn und im Gemüt zu suchen. Der nützliche Effekt des Hundes auf die Gesundheit von Menschen erfolgt über das Zusammenspiel zwischen Gehirn, Gemüt und Körper, die deshalb im Folgenden beschrieben werden. Anschließend wird die konkrete, humanbiologische Einwirkung offen gelegt.

Es ist hier wichtig zu erwähnen, dass man für die Studien deshalb Kontrollgruppen benutzt, um die demografischen, medizinischen und sozioökonomischen Unterschiede zwischen den Personen zu neutralisieren und so zu kontrollieren, dass es wirklich der Hund ist und nicht alle möglichen anderen Faktoren, die die ermittelten Wirkungen verursachen.

Gehirn und Gemüt

Vieles deutet darauf hin, dass es Menschen mit Haustier und insbesondere Hundebesitzern psychisch und mental besser geht als anderen vergleichbaren Bevölkerungsgruppen. Unter anderem haben Hundebesitzer im Vergleich zu entsprechenden Kontrollgruppen ein größeres Selbstwertgefühl, sie sind gewissenhafter, haben einen größeren Kampfgeist und ein größeres soziales Vermögen.[55] Die Forschung hat auch gezeigt, dass Hundebesitzer weniger gestresst, weniger ängstlich und weniger einsam sein können als ihre Kontrollgruppen.[56] Inzwischen wurden mehrere zentrale biologischen Mechanismen als Grundlage für diese Effekte des Hundes kartiert. Dabei zeigt sich, dass die Anwesenheit des Hundes die Laune und die Psyche von Menschen beeinflusst, indem die Anwesenheit des Tieres unseren emotionalen, kognitiven, sozialen und psychologischen Zustand verändert.[57] Die Erklärung ist, wie wir früher gesehen haben, dass das Gehirn als Reaktion auf den Kontakt mit dem Hund Wohlfühl-Stoffe freisetzt.[58]

Es entsteht ständig neues Wissen über die gehirnbiologischen Mechanismen, die zur nützlichen Wirkung des Hundes auf die Gesundheit des Menschen beitragen. Man konnte erforschen, *wie* die Interaktion des Menschen mit einem Hund die Aktivität des Gehirns über Änderungen in der Signalübertragung der Neuronen, bei Hormonen, Transmittern (biochemischen Signalstoffen) sowie des autonomen Nervensystems und physiologischen Parametern beeinflusst. Diese Art von Untersuchungen hat die Forschung auf dem Gebiet, das sich mit den biologischen Mechanismen befasst, über welche ein Hund seine nützliche Wirkung auf die Gesundheit der Menschen ausübt, erheblich vorangebracht. Deshalb hat man auch festgestellt, wie Hunde in die Behandlung und Rehabilitation von Patienten mit verschiedenen ernsthaften Leiden im Gehirn und in der Seele eingebracht werden können.

Um zu verstehen, welchen Einfluss der Hund auf uns hat, ist es erforderlich, Teile der menschlichen Biologie, insbesondere das Zusammenspiel zwischen Gehirn, Seele und Körper zu präsentieren, d.h. die psychoneuroimmunologischen und die psycho-neuroendokrinen Mechanismen, die in den drei großen Kommunikationssystemen des Menschenkörpers ihre Wurzeln haben: Im Nervensystem, Immunsystem und im Hormonsystem (endokrines System).

Die drei großen Kommunikationssysteme

Die drei Systeme Nervensystem, Immunsystem und Hormonsystem fungieren in einem eng verbundenen und gegenseitigen Gleichgewicht zueinander (Homöostase).

Das Nervensystem besteht aus dem zentralen Nervensystem, welches wiederum aus Gehirn (Großhirn, Kleinhirn, Hirnstamm) und Rückenmark besteht sowie dem periphere Nervensystem, das aus den Nervenzellen besteht, die mit ihren langen Fäden das Zentralnervensystem mit allen (peripheren) Zellen und Geweben des Körpers verbinden. Darin eingebettet unterscheiden wir zwischen dem willensgesteuerten und dem autonomen Nervensystem, das, wie der Name schon sagt, in der Kontrolle und im Willen des Bewusstseins oder außerhalb derselben liegt. Innerhalb des autonomen Nervensystems operieren wir mit zwei Zuständen oder Aktivitätsniveaus – dem sympathischen Nervensystem (Alarm- und Kampfbereitschaft) und dem parasympathischen Nervensystem (der normale Ausgangspunkt).[59]

Wenn das verstanden ist, kann das Gehirn als absoluter „Kontrolltower" des Menschen definiert werden, denn es ist der Ausgangspunkt für unsere Persönlichkeit, unser Gemüt, unser Bewusstsein, unsere Gedankenwirksamkeit (Kognition), unser Temperament, unsere Intelligenz, unsere Gefühle – eben die ganze Natur des

Individuums. Das Gehirn steuert, bewegt, empfindet und registriert alle Aktivitäten und Reaktionen des Körpers (Input und Output). Jedes Verhalten, jede Bewegung, jede Aktivität, jede Planung oder jeden Gedanken, den Sie ausführen, ist ein Produkt des Gehirns. Alles, was wir empfinden und erleben, ist ebenfalls ein Ergebnis der Hirnaktivität.[60]

Neben den neuralen Komponenten im Nervensystem ist das Gehirn auch der übergeordnete Regulator und Kontrolleur sowohl für das Immun- als auch für das Hormonsystem.[61]

Primär mithilfe des autonomen Nervensystems, welches das Gehirn mit den immunologischen Organen (Lymphdrüsen, Milz, der Thymus und das Knochenmark) verbindet sowie über die Kontrolle des Gehirns durch die Hormone des Körpers kann das Gehirn auf die Immunabwehr einwirken. Wenn wir von psychologischen, mentalen, emotionalen oder anderen hirnbiologischen Problemen betroffen sind, werden sich Änderungen im Gehirn und im Gemüt an die Abwehr verschieben und diese schwächen, sodass wir für Krankheiten empfänglicher werden und Körperschäden schlechter heilen. Die Ursache hierfür ist, dass das Gehirn die molekularen Botenstoffe reguliert, welche die Zellen der Immunabwehr und unsere Fähigkeit, Infektionen zu bekämpfen, aktivieren und koordinieren. Ebenso kann die Aktivität der Abwehr und ihre Freigabe von Zytokinen (einem speziellen Typ von Botenstoffen) auf die Laune, das Verhalten und das Hirngewebe einwirken. Unser Gehirn und unser Nervensystem spielen somit eine entscheidende Rolle in der gesamten immunologischen Widerstandskraft gegen Krankheiten und gesundheitliche Schäden: Funktioniert das Nervensystem nicht richtig, tut es auch die Immunabwehr nicht.

Das Gehirn steht auch in engem Dialog mit dem endokrinen System, d.h. es kontrolliert die Hormone des Körpers und deren Produktion. Hypothalamus und die Hypophyse sind die primären Hirnregionen, die vorgeordnet das Hormonsystem regulieren und ausmachen. Darüber hinaus besteht dieses aus einigen peripheren, Hormon produzierenden Drüsen (wie z.B. Nebenniere, Bauchspeicheldrüse und Gonaden). Die Hormone sind die Boten des Systems, die über die Blutbahn zirkulieren, bis sie ihr Ziel erreichen, wo jedes von ihnen seine molekulare Information abgibt. Von Hypothalamus und Hypophyse werden Regulationshormone ausgeschieden, die die Bildung von endgültigen, funktionstüchtigen Hormonen in den peripheren Drüsen des Körpers diktieren. Außerdem scheidet das Gehirn auch endgültige oder fertige Hormone aus, die funktionstüchtig sind, wenn sie die Hypophyse verlassen. Die zirkulierenden Hormone der Blutbahn geben dem Gehirn Rückmeldung, sodass ein Gleichgewicht entsteht, in dem Produktion und Abbau der Hormone je nach Bedarf reguliert werden.

Die Art, wie das Hormonsystem und das Gehirn zusammenarbeiten, kann anhand der Beschreibung der hormonellen Regulierung von Stress dargestellt werden. Wenn man Widerstand oder Stressfaktoren wie Mobbing, Todesfall oder Belastungen psychischer oder physischer Art erlebt, die unsere persönliche Bewältigungsfähigkeit übersteigen, wird eine Stressreaktion im Gehirn hervorgerufen. Das Gehirn reagiert mit der Produktion des Regulierungshormons *Corticotropin-releasing Hormone* (CRH) im Hypothalamus, welches die Hypophyse dazu bringt, das nächste Regulierungshormon, das *Adrenokortikotrope Hormon* (ACTH) auszuscheiden, das über die Blutbahn an die Nebennieren gelangt und bewirkt, dass die Zellen der Nebennierenrinde Stresshormone (Glukokortikoide) in die Blutbahn freigeben. Beim Menschen ist Kortisol das primäre Stresshormon der Nebennierenrinde. Außerdem wird das Gehirn als akuter Teil der Stressreaktion den sympathischen Teil des autonomen Nervensystems aktivieren, das augenblicklich Adrenalin von der Nebennierenrinde freisetzt.

Zusammen mit der Ausschüttung von ACTH über die Hypophyse erfolgt auch eine Freisetzung anderer relevanter Hormone wie z.B. von Opioiden (körpereigenen Schmerzmitteln). Das neuroendokrine Ergebnis unseres Treffens mit einem oder mehreren Stressfaktoren ist damit die Aktivierung des sympathischen Nervensystems, ein Adrenalin-Kick und eine erhöhte Präsenz von stressbezogenen Hormonen.[62] Das Ergebnis ist, dass wir in den *Fight or flight*-Zustand kommen.

Fight or flight

Sinn dieser Reaktion ist es, die Alarmbereitschaft des Körpers, die *Fight or flight*-Reaktion, zu aktivieren. Sie wird von Adrenalin ausgelöst und befähigt uns, zu kämpfen (*fight*) oder zu flüchten (*flight*), um zu überleben. Im *Fight or flight*-Zustand sorgt das sympathische Nervensystem über einen Adrenalinschub dafür, dass die Luftwege erweitert und das Atmen verbessert werden, dass Puls, Blutdruck und Stoffwechsel (Metabolismus) erhöht werden, mehr Blut und damit Sauerstoff in die Muskeln gepumpt wird, die Tendenz zu schwitzen erhöht wird, die Pupillen erweitert werden und die Sinne in höchste Aufmerksamkeit versetzt werden – all das, damit wir bereit sind, zu kämpfen oder um unser Leben zu laufen.

Außerdem werden das Schmerzempfinden und das Risiko des Verblutens geringer, falls wir im Kampf verletzt werden. Auch einige andere Körperreaktionen, die während des Kampfes oder der Flucht nicht sinnvoll sind, werden vorübergehend blockiert wie z.B. der Drang zum Wasserlassen, die Verdauung, der Schlafbedarf, die Lust auf Sexualität etc. Opioide tragen auch dazu bei, das Schmerzempfinden in der akuten Phase zu dämpfen und einen hyperaktiven oder euphorischen Sinneszustand zu schaffen.

Das sympathische Nervensystem wirkt auch auf das Immunsystem ein, das in der akuten Phase aktiviert wird, wodurch sich die Zellen und die Zytokine in den Blutbahnen der Körperabwehr als Teil der Kampfbereitschaft des Individuums vermehren.[63] Diese Immunverstärkung ist jedoch ein Effekt, der nur in der unmittelbaren Akutphase zu sehen ist: Bei andauernder sympathischer Aktivität wird das Immunsystem geschwächt. Die *Fight or flight*-Reaktion des Menschen ist damit ein durchgreifender Überlebensmechanismus und ein sehr dominanter Zustand, von dem wir stark profitieren, wenn wir auf eine konkrete Drohung stoßen.

Dieses System passte gut zu unseren ursprünglichen Lebensbedingungen, als wir noch Jäger und Sammler waren. Wenn man zur damaligen Zeit plötzlich einem hungrigen Säbelzahntiger oder einem wild gewordenen aggressiven Stier gegenüber stand, kam die *Fight or flight*-Reaktion sehr gelegen. Egal, ob wir die Flucht wählen oder um unser Leben kämpfen – wir müssen in jedem Fall einen Kraftakt leisten, der nicht von Schmerzen oder der Lust auf Bequemlichkeiten gestört werden sollte. Der Körper ist so schlau eingerichtet, dass die vielen Stresshormone genutzt und verbrannt werden, während wir diesen körperlichen Kraftakt leisten, sodass wir, wenn die Gefahr vorüber ist, zur Normalität zurückkehren können, sprich zu dem nicht-stressigen, ruhenden und aufbauenden Zustand, der vom parasympathischen Nervensystem gesteuert wird.[64]

Hund oder Stress

Der *Fight or flight*-Zustand hat jedoch eine Kehrseite. Wenn das sympathische Nervensystem über längere Zeit dominiert, ohne dass wir zum Ausgangspunkt zurückkommen, d.h. zum normalen, nicht gestressten Zustand, geraten wir in einen abbauenden (katabolischen) und langfristig schädlichen Zustand. Unsere *Fight or flight*-Reaktion ist nämlich nur für akute Situationen geschaffen, die eine sofortige Reaktion fordern. Findet eine lang anhaltende oder wiederholte Aktivierung statt, wird dies unzweckmäßige Folgen haben, da ein permanent erhöhtes Niveau von Stresshormonen einige schädliche Wirkungen auf Körper und Seele hat. Der Schaden entsteht nach und nach, weil eine lange Reihe von zellbiologischen und physiologischen Prozessen bei chronischem Stress in Gefahr gerät. Unter anderem wird auch die Immunabwehr geschwächt, sodass wir anfälliger für Krankheiten werden. Sowohl das Gehirn als auch die Seele werden gestört und es können letztendlich neurologische Krankheiten entstehen.[65]

Hohe Konzentrationen von im Körper zirkulierenden Stresshormonen führen im Gehirn zu beschädigten und dysfunktionalen Hirnzellen (Neurodegeneration), und das insbesondere im Hippocampus - dem Hirngebiet, das mit Gedächtnis und Lernen assoziiert ist und das zugleich der Ursprung der neuralen Stammzellen des Gehirns ist. Deshalb werden unsere kognitiven Fähigkeiten einschließlich unseres Gedächtnisses und der Fähigkeit zum Erlernen von Neuem sabotiert, unsere Laune, unsere Gefühle und unsere Toleranz geraten aus dem Kurs.[66] Auf längere Sicht riskiert man eine Depression oder die gleiche Art von Hirnschäden, die für Demenz und Alzheimer charakteristisch sind. Auch weitere gehirnbezogene Probleme wie Migräne, Neigungen zur Abhängigkeit, Panikattacken, Schlaflosigkeit und mentale Störungen können als Stresskomplikation entstehen. Ein über längere Zeit erhöhter Stresshormon-Spiegel schwächt auch die Körperabwehr, weshalb man für Infektionen, Allergien und Autoimmunerkrankungen anfälliger wird. Stress kann daher auch Verschlechterungen an schon vorhandenen immunologischen oder autoimmunen Leiden wie Asthma, Gelenkrheumatismus, Diabetes, Sklerose, Bindegewebserkrankungen, Nierenkrankheiten u. a. verursachen. [67]

Eine der größten Herausforderungen an den modernen Menschen besteht aus den vielen kleinen, nicht lebensbedrohlichen Stressoren aus verschiedenen Alltagssituationen. Das Problem hierbei ist, dass unser Körper und unsere Seele reagieren, indem sie das sympathische Nervensystem aktivieren, denn biologisch und genetisch gesehen haben wir uns nicht viel verändert, seit wir die Savanne durchstreiften.

Die typischen Stressoren befinden sich heute am Arbeitsplatz (Zeitdruck, Nachtarbeit, Mobbing/Schikane), in der Familie und beim (Ehe)Partner (zu hohe Erwartungen, Scheidung, schlechtes soziales Netzwerk) oder bei einem selbst (Leistungsdruck, Frustrationen, Kummer und unerfüllte Wünsche). Welche dieser Stressoren als so belastend empfunden werden, dass sie Stress auslösen, ist jedoch sehr individuell. Was der eine als Stressor empfindet, ist für den anderen vielleicht unbedeutend. In diesem Zusammenhang ist bekannt, dass ein hohes Selbstwertgefühl, soziale Geborgenheit (Netzwerk) oder das Gefühl, das Leben unter Kontrolle zu haben, Schlüsselfaktoren sind, die ein Individuum besonders resistent gegenüber Stress machen.[68] Bei weitem nicht alle haben das Glück, diese Eigenschaften zu besitzen.

Wir leben in einer relativ fragmentierten und verfremdeten Zeit, sowohl was unsere Familienstrukturen betrifft (serielle Monogamie, Patchwork – Familien, Trennungskinder usw.) als auch das Arbeitsleben (isolierter Heimarbeitsplatz, computerisierte Wirklichkeit) oder die digitalisierten sozialen Netzwerke. Wir entwickeln deshalb das Bedürfnis, in diesem Chaos etwas Konstantes zu finden. Der Hund und seine Bindung an uns ist in unserem Leben eine solche Konstante, die eine Überbrückung zwischen (Ehe)Partnern, bei Scheidungen, Eingliederung von Trennungskindern, neuen Arbeitsplätzen, neuen Wohnungssituationen oder sozialen Turbulenzen schafft.[69]

Zum Glück gibt es aber ein ganz natürliches Hilfsmittel gegen Stress. Die Methode ist relativ günstig und einfach: Sie ist haarig, hat vier Pfoten, einen Schwanz und eine feuchte Schnauze.[70] Der Hund ist nämlich eines der allerbesten Mittel, wenn Sie aus dem Teufelskreis von Stress, Unruhe, Angst, Schlaflosigkeit, Immunschwächung, Gesundheitsproblemen, Hormonstörungen, Kummer und letztendlich Krankheiten im Gehirn, in der Seele und im Körper ausbrechen möchten.

Faktisch ist der entspannende Effekt wahrscheinlich eine der meist erforschten Auswirkungen, die die Gesellschaft eines Hundes auf uns hat. Dieser Effekt war in einer Vielzahl verschiedener Untersuchungen an gesunden Erwachsenen, Älteren und Kindern, Patienten mit Hirn-, seelischen oder Herz-Kreislauferkrankungen sowie auch an Krebserkrankten reproduzierbar.[71] Egal ob es sich um den eigenen Hund oder um einen professionellen Therapie- oder Besuchshund handelt – das Tier reduziert effektiv den Stresshormon-Spiegel in unserem Körper. Dies ist von entscheidender Bedeutung für unsere allgemeine Gesundheit und Widerstandsfähigkeit gegen Krankheiten, da Stresszustände schlimmstenfalls zu einer Reihe von chronischen oder bösartigen Krankheiten, einschließlich Krebs, führen können.[72]

Die Weltgesundheitsorganisation WHO definiert Gesundheit als ein Zustand des vollständigen physischen, mentalen und sozialen Wohlbefindens und damit nicht nur als die Abkehr von Krankheit oder Gebrechen.

Die entspannende Wirkung des Hundes ist so gut überprüft, dass das amerikanische Militär so genannte *US Army AAT Dogs*, eingeführt hat, die sowohl im Irak als auch in Afghanistan in Stellung gebracht wurden, um bei den entsandten Soldaten und denen, die kurz vor der Heimkehr und damit vor der Reintegration in die Zivilgesellschaft standen, Stress und posttraumatischem Stresssyndrom (PTSD) vorzubeugen oder diese zu behandeln.[73] Des Weiteren hat das amerikanische *Department of Defense* ein Programm namens *Warrior Canine Connection* eingeführt. Es besteht aus besonders ausgebildeten Hunden, die gegen Stress und PTSD bei entsandten oder entlassenen Soldaten und ihren Familien eingesetzt werden.[74] Generell stellt sich heraus, dass der Hund nicht nur auf die Gesundheit der Zivilgesellschaft Einfluss hat. Er kann auch bei zahlreichen physiologischen, psychologischen und verhaltensrelevanten Parametern bei Soldaten im oder nach dem aktiven Einsatz Abhilfe schaffen.

Die entspannende Wirkung des Hundes auf Menschen ist deshalb mehr als nur eine gute Nachricht. Sie ist in der Tat ein entscheidender, wesentlicher Faktor, der tiefe Wurzeln in unserer Gehirnstruktur und in der Evolution hat. Sie sollten sich deshalb den Einfluss eines Hundes nicht entgehen lassen, falls Sie den kurzen Weg zu einer besseren Gesundheit finden oder Ihren Bedarf an psychoaktiven und schmerzstillenden Medikamenten reduzieren und die Anzahl der Arztbesuche begrenzen möchten.[75] Aber was ist es tatsächlich, das der Hund kann?

Der Hund als Anthropologe

Gute soziale Relationen und die persönliche Beziehung zu anderen Menschen sind von entscheidender Bedeutung für unsere Gesundheit, unsere Fähigkeit zur Genesung nach einer Krankheit und für unsere Langlebigkeit. Je besser das soziale Netzwerk, desto besser die Gesundheit in Form von stärkerer Immunabwehr, neuroendokrinen Funktionen (das Zusammenspiel zwischen hormonellen und hirnbezogenen Funktionen) sowie von Herz-Kreislauf-System.[76] Leider werden Qualität und Menge von guten sozialen Netzwerken oft negativ beeinflusst, wenn man an ernsthafter oder langwieriger Krankheit leidet oder aus anderen Gründen abwesend ist, denn enge Beziehungen fordern einen gewissen Einsatz, Aufmerksamkeit und eine emotionale Investition.

Wir alle brauchen gute, stabile und enge Freunde, auf die wir uns immer verlassen können. Aber wie viele aus Ihrem Umfeld schenken Ihnen immer ihre volle Aufmerksamkeit, bedingungslose Hingabe, Empathie, Nähe und Treue, ohne dass Sie die Freundschaft erhalten müssen oder Zeit, Nähe oder Energie in das Verhältnis einbringen müssen? Für die meisten von uns dauert das Aufzählen nicht lange.

Mit einem Hund riskieren Sie dies natürlich nicht, denn er gibt Ihnen stattdessen etwas, was fast niemand sonst geben kann. Er bietet aus freiem Willen seine Unterstützung an und er scheint der Interaktion mit seinem Herrchen nie müde zu werden. Der Hund schenkt Ihnen nämlich seine komplette Zeit, Aufmerksamkeit und Hingabe, und das mit Freude – egal, ob Sie ihm nur Essen und Wasser geben oder ob Sie ihn in jeder Hinsicht verwöhnen. Denken Sie an die Erzählung von Odysseus' Hund Argos aus Kapitel 1, dessen Liebe und Hingabe seinem Herrchen gegenüber trotz vieler Jahre Abwesenheit und Vernachlässigung unverändert blieb. Argos illustriert, was es ist, das der Hund uns gibt und wie bedingungslos seine Hingabe und soziale Unterstützung ist. Aber woher weiß der Hund, wie es uns geht?

Soziale Interaktion, Gemeinschaft und Zusammengehörigkeit sind für Hunde mindestens genauso wichtig wie für Menschen. Im Gleichklang damit, dass der Wolf gezähmt und zum Hund wurde, lernte er, unser Verhalten, unsere Ausstrahlung, unsere Körpersprache, unsere Gebärden, unseren emotionalen Zustand, unsere Intention und die Bedeutung unseres Blickes zu entschlüsseln.[77] Diese Fähigkeiten werden sowohl der Umwelt als auch der Genetik zugeschrieben, d.h. sie sind zum Teil angelernt und zum Teil angeboren.

Genetisch betrachtet haben das Gehirn des Hundes und das des Menschen viele gemeinsame Züge, z.B. in der Struktur, der Physiologie, der biochemischen Signalübermittlung und in den elektrischen Aktivierungsmustern. Der genetische Code des Hundes überschneidet sich zu 75% mit dem des Menschen.[78] Der Hund sieht und prüft uns viel besser als wir ihn, und aus diesem Grund kennt er uns wie kein anderer. Er ist bei uns im ganz privaten Teil unseres Lebens, dort, wo sonst niemand oder nur wenige dabei sind. Er weiß, wann wir kommen und gehen, er kennt unsere

Gewohnheiten, z.B. wann wir essen, baden, arbeiten und schlafen, sogar mit wem und wie oft.

Dass der Hund uns beobachtet, ist nicht nur eine Frage der visuellen Aufmerksamkeit, sondern eine Studie des menschlichen Verhaltens. Die meisten glauben irrtümlicherweise, dass das Sehvermögen des Hundes im Vergleich mit dem des Menschen schlecht sei, aber faktisch kann der Hund gut sehen. Auf einigen Gebieten ist seine Sehfähigkeit sogar bis zu zehn Mal empfindlicher als unsere.[79] Nicht nur die Sehkraft des Hundes, sondern auch sein Gehör ist viel besser, als ihm nachgesagt wird. Das Ohr des Hundes kann Geräusche mit Frequenzen bis zu 55.000 Hz auffangen, was mehr als das doppelte der für Menschen hörbaren Frequenz ist. Der Mensch hört nur Geräusche im Frequenzbereich zwischen 20 und 20.000 Hz.

Was den Hund zu einem guten Anthropologen, also Menschenkundler, macht, ist seine unermüdliche Fähigkeit, sowohl das Offensichtliche als auch das Subtile an unserem Verhalten zu registrieren, wobei er das Typische genauso gut registriert wie die Abweichungen. Viele Hundebesitzer haben beschrieben, dass der Hund weiß, wann eine Reise bevorsteht, schon bevor der Koffer gepackt wird. Ein anderes Beispiel ist die Fähigkeit des Hundes, zu registrieren, wenn wir ängstlich oder nervös sind, manchmal bevor wir uns dessen selbst bewusst sind. Falls Sie möglicherweise noch immer an den sensorischen Fähigkeiten Bellos zweifeln, sollten Sie wissen, dass Hunde das Magnetfeld der Erde wahrnehmen können.[80]

Das erstaunlichste Beispiel der erstaunliche Wahrnehmungsfähigkeit des Hundes ist, dass er erschnüffeln kann, ob ein Mensch Krebs hat[81] Das Thema ist in Kapitel 6 näher beschrieben. Solche und ähnliche Berichte von heroischen Hunden, die eine Krebserkrankung entdecken, lange bevor es der Hundebesitzer oder sein Arzt tut, haben bewirkt, dass heutzutage viel zur Frage der Anwendung von medizinisch-diagnostischen Hunden geforscht wird.[82] Scheinbar können hierfür die meisten Hunderassen eingesetzt werden, obwohl die Forscher einen gewissen rassebestimmten Unterschied feststellen können. So hatten zum Beispiel in einer Studie Cockerspaniels den größten Erfolg als Krebsdetektive.[83] Solche Studien bestätigen, dass der Geruchssinn des Hundes mit dem des Menschen nicht vergleichbar ist, weder quantitativ noch qualitativ.

Die anthropologischen Fähigkeiten des Hundes betreffen auch seine sublime Fähigkeit, unsere Körpersprache, unseren Gesichtsausdruck und die sogenannte ideomotorische Aktivität wahrzunehmen und zu registrieren. Letztere ist die unwillkürliche oder unbewusste Hirnaktivität, die einer willensgesteuerten, geplanten, motorischen Handlung vorausgeht.[84] Das bedeutet, dass unser Gehirn eine vorbereitende neurale Aktivität ausführt, die der kommenden geplanten Handlung vorausgeht und sie spiegelt, bevor wir selbst konkret mit der Handlung beginnen. Einen Bruchteil einer Sekunde bevor wie z.B. beschließen, eine Arbeit am Computer zu beenden und vom Schreibtisch aufzustehen, haben die subkortikalen Neurone des Gehirns eine Anzahl von elektrischen Impulsen ausgetauscht, die die Handlung verraten oder abspiegeln, derer wir selbst erst kurz danach bewusst werden und die wir dann auch erst faktisch ausführen (den Computer herunterfahren und vom Schreibtisch aufstehen).

Diese vorausgehende und unbewusste neurale Aktivität ist die ideomotorische Aktivität – und sie ist vom Hund erspürbar.[85] In diesem Zusammenhang sind auch die Spiegelneuronen des Gehirns wichtig. Sie stellen eine besondere Art der motorischen Hirnzellen dar, die aktiv sind, wenn wir eine bestimmte Handlung selbst ausführen oder wenn wir sehen, dass jemand anderes dieselbe Handlung ausführt.[86] Wie der Name schon sagt, sind Spiegelneuronen in der Lage, die Handlung anderer so zu spiegeln, als würde man sie selber vornehmen. Diese Eigenschaft bedeutet, dass Spiegelneuronen die neurologische Grundlage für unsere Fähigkeit darstellen, einander zu imitieren, eine Übung durch Imitieren zu lernen, vorbereitendes Mentaltraining durchzuführen (z.B. Sportler, die mental trainieren um eine bevorstehende Leistung auszuführen), uns in andere hineinversetzen zu können und sie und ihre Absichten besser zu verstehen.[87] Kurz gesagt sind die Spiegelneuronen diejenigen Gehirnzellen, die visuelle Informationen (Sehkraft) in Wahrnehmung und Wissen umsetzen.

Mithilfe eines Spiegelneuronsystems, der ideomotorischen Detektion, eines extremen Geruchssinns und einer ganz besonderen Fähigkeit, uns und unseren gefühlsmäßigen Zustand, unsere Intentionen, Motive und Verhalten zu entdecken, hat der Hund eine fast unglaubliche Perzeption und Einsicht in uns Menschen, auch wenn wir uns selbst der Signale, die wir senden, nicht bewusst sind.[88]

Ein besonders überzeugendes Beispiel für die Fähigkeit des Hundes, den inneren Zustand seines Herrchens nicht nur zu registrieren, sondern fast zu absorbieren, ist, dass der Hormonspiegel im Körper des Hundes dem Hormonspiegel seines Herrchens gespiegelt und angeglichen wird.[89]

Forscher haben nachgewiesen, dass Personen mit einem relativ hohen Spiegel des männlichen Geschlechtshormons Testosteron besonders stark motiviert sind, ein hohes Ansehen in der Gesellschaft zu erreichen. Sie sind im Vergleich zu Individuen mit niedrigerem durchschnittlichen Testosteronspiegel im Körper auch stärker motiviert, Wettbewerbe zu gewinnen.[90] Man hat außerdem gesehen, dass Hundebesitzer, die mit ihren Hunden an Wettbewerben teilnehmen (z.B. Agility Wettkämpfe), aufgeteilt werden können in solche, die im Voraus eine relativ hohe Konzentration von Testosteron im Körper haben und solche, die ein niedriges Niveau von Testosteron haben. Bei der Gruppe mit hohem Testosteronspiegel machte es einen großen Unterschied, ob sie den Wettkampf gewannen oder verloren – und zwar nicht nur rein gefühlsmäßig. Bei einem Sieg war ihr Stresshormonpegel deutlich reduziert, während er bei einer Niederlage deutlich stieg. Diese stresshormonelle Reaktion auf Sieg oder Niederlage war bei den Hundebesitzern mit niedrigem Testosteronspiegel im Körper nicht vorhanden, was zeigt, dass diese Personen nicht so stark auf das Gewinnen fokussiert sind wie die Personen, die viel Testosteron bilden.[91]

Die interessanteste Erkenntnis hierbei ist, dass der Hund sein Niveau des Stresshormons dem Besitzer angleicht, was bedeutet, dass nicht nur die testosterongeladenen Hundebesitzer, sondern auch ihre Hunde besonders große Mengen an Stresshormon produzieren, wenn sie den Wettkampf verlieren. Wenn sie dagegen gewinnen, kommt diese Steigerung im Stresshormonniveau nicht vor. Diese Forschungsergebnisse zeigen, dass der Hund nicht nur die Seele und die Gesundheit auf emotionaler, psychischer und gesundheitlicher Ebene entschlüsseln kann, sondern auch die hormonelle Aktivität seines Besitzers, d.h. die Produktion und die Ausscheidung von Hormonen in dessen Körper. Und was noch faszinierender ist: Der Hund reguliert seine Hormonproduktion so, dass sie die des Besitzers widerspiegelt.[92] Diese Form der interaktiven Endokrinologie ist ein weiteres Beispiel dafür, wie hoch entwickelt Ihr Hund ist und warum er mehr über Sie weiß, als Sie vielleicht erahnen.

Dieses Wissen bedeutet, dass wir als Hundebesitzer aufmerksam sein sollten, wie wir tatsächlich unseren Hund prägen und welche Folgen unsere Laune, unsere Emotionen und unser Verhalten für ihn haben können. Egal, wie wir es wenden und drehen, scheint der Hund in der Lage zu sein, die Schranken zwischen den Spezies zu überwinden und eine soziale Gemeinschaft mit uns einzugehen, und zwar nicht nur so, wie wir es bereits kennen, sondern auch auf einem biochemischen und hormonellen Niveau.

Dieser endokrine Dialog zwischen Hund und Mensch erfolgt aber nicht nur in Richtung vom Hundebesitzer zum Hund, denn mehrere Forschungsgruppen haben bewiesen, dass der Hund auch der Hormonspiegel des Menschen verändert.[93] Je positiver das Verhältnis zwischen Hund und Herrchen ist, je mehr schaut der Hund sein Herrchen an, und je mehr wird die Hormonausscheidung des Herrchens beeinflusst. Wenn Ihnen Ihr Hund einen direkten und lang anhaltenden Blick sendet, der erwidert wird, bewirkt er damit, dass Sie mehr Oxytocin synthetisieren und ausscheiden, als wenn er Ihnen nur einen kurzen Blick sendet.[94] Diese Wirkung auf das Hormonsystem des Menschen und besonders die Oxytocin-Ausscheidung ist wesentlich, da Oxytocin auf das Gehirn wirkt, sodass positive Gefühle, gegenseitiges Vertrauen und Empathie entstehen und enge Verbindungen zu anderen Individuen geknüpft werden.[95] Deshalb sollten Sie es sich nicht entgehen lassen, wenn Sie das nächste Mal die Gelegenheit haben, direkt in ein paar große, nasse Hundeaugen zu schauen.

Der Hund kann also mit unserem Verhalten, unseren Gefühlen, unserem Benehmen, unseren Absichten und unserer Laune modulieren und interagieren und damit mit uns kommunizieren und uns verstehen, obwohl er sich keiner verbalen Sprache bedient.

Der Hund und die soziale Exklusion

Wenn sich viele Menschen mit ihrem Hund enger verbunden fühlen als mit anderen Personen, bedeutet das nicht, dass Hundebesitzer sozial eingeschränkt sind oder menschliche Beziehungen durch einen Hund zu ersetzen versuchen. Die Forschung zeigt im Gegenteil, dass eher von einem „Sowohl als auch" als von einem „Entweder-oder" die Rede ist.[96] Der Hund vervollständigt eher das bestehende soziale Netzwerk des Besitzers, anstatt es zu ersetzen.[97] Es sind daher nicht nur einsame Menschen mit Neigung zu Depression, die mit Hilfe eines Hundes ihre Gesundheit und ihre Lebensqualität verbessern können.

Eine sehr elegante Studie hat vor Kurzem untersucht, ob die Anwesenheit eines fremden Hundes Auswirkungen auf den akuten, schädlichen Gemütszustand haben kann, der bei sozial ausgestoßenen oder unfreiwillig isolierten Menschen entsteht.[98] In der Untersuchung wurden Versuchspersonen einer Situation ausgesetzt, in der sie sich entweder außerhalb der Gemeinschaft (soziale Exklusion) oder als ein Teil der Gemeinschaft (soziale Inklusion) fühlten. Die Hälfte beider Gruppen hatte Gesellschaft von einem fremden Hund, der Rest blieb ohne Hund. Dann sollten die Personen einen Fragebogen über ihre Gemütslage und Psyche nach der Ex- bzw. Inklusion ausfüllen.

Keiner wusste im Voraus, dass bei der Hälfte der Versuchspersonen ein Hund eingesetzt wurde, und die Forscher sorgten dafür, dass die gemessenen Effekte nicht vom eigenen Haustier der Versuchspersonen beeinflusst wurden. Die Untersuchung ergab, dass die Anwesenheit des Hundes die schädlichen Auswirkungen auf die Seele, die unweigerlich als Folge des Ausgestoßenwerdens entstehen, bei den sozial Exkludierten aufheben konnte. Faktisch war der mentale Gewinn durch die Gesellschaft des Hundes so groß, dass die mentalen Schadenseinwirkungen durch das Ausgestoßensein verwischt wurden. Als zusätzliche positive Überraschung verursachte der Hund bei den Exkludierten eine bessere Laune und Gemütslage, als es bei den sozial inkludierten Versuchspersonen der Fall war.[99]

Es ist hier interessant anzumerken, dass bei dieser wissenschaftlichen Studie von einem fremden Hund die Rede ist, der keinem der Teilnehmer im Voraus bekannt war. Wir sehen hier wieder eines der vielen Beispiele dafür, dass der Mensch und der Hund evolutionär zu Co-Existenz und zum offensichtlichen Vorteil beider zusammenfanden.[100]

Nehmen Sie eine Gehirnwäsche

Normalerweise ist „Gehirnwäsche" ein negativ besetztes Wort, aber das muss nicht sein, wenn wie hier von hirnbiologischen Änderungen die Rede ist, die uns gut tun. Denn es stimmt schon: Ihr Hund unterzieht Sie einer Gehirnwäsche, aber nicht im negativen Sinne. Es geht um eine gesundheitsfördernde Art der Gehirnveränderung, die vorrangig in der biochemischen Signalübertragung des Gehirns vonstattengeht. Dieser Teil der Einwirkung des Hundes auf Menschen ist medizinisch betrachtet einer der faszinierendsten Effekte im Bereich der Gesundheitsförderung durch Hunde. Um die Essenz dieser Hirnänderungen zu erklären, ist eine kurze Erklärung der Arbeitsmethoden und der Biochemie der Hirnzellen in unserem Gehirn erforderlich.

Die Neuronen im Gehirn kommunizieren untereinander mithilfe von Nervenimpulsen in Form von elektrischem Strom in den Zellen. Wenn ein Impuls an die nächste Hirnzelle (Zielzelle) weitergegeben werden soll, erfolgt dies dadurch, dass das Neuron chemische Botenstoffe (Transmitter) freigibt, welche sich danach über den Zwischenraum (Synapse) bewegen, der die einzelnen Neuronen voneinander trennt. Anschließend binden sie sich an einen Rezeptor an der Zielzelle, welche damit das Signal von der Absenderzelle empfängt. Danach startet die Zielzelle einen elektrischen Nervenimpuls, der auf die gleiche Weise an das nächste Neuron weitergeleitet wird.

Das Gehirn bedient sich einer langen Reihe verschiedener Transmitter, die jeder für sich mit bestimmten von ihnen geweckten Funktionen oder Gefühlen verbunden sind. Ein gegebener Transmitter kann jedoch verschiedene Botschaften in den Synapsen signalisieren, weil er sich an verschiedene Subtypen seines Rezeptors binden kann. Außerdem kann die Hirnaktivität auch bezüglich der Menge von frei gegebenen Transmittern (Konzentration), bezüglich der Dauer von der abgegebenen synaptischen Signalisierung (Zeit) und der spezifischen Hirnregion (Anatomie), in der die Signalübermittlung vorgeht, variieren. Das menschliche Gehirn enthält viele verschiedene Transmitter, von denen einige auch außerhalb der Synapsen des Gehirns signalisieren, wo sie zum Beispiel als lokale Botenstoffe in bestimmten Gewebearten oder als Hormon im endokrinen System auftreten können.

Trotz der großen Komplexität des Systems rufen die einzelnen Transmitter relativ spezifische Wirkungen oder Gefühle in uns hervor.[101] Beispielsweise wird ein Gefühl von Glück, Genuss oder Schmerzfreiheit erlebt, wenn die Neuronen in bestimmte Hirngebiete via Serotonin bzw. die Serotonin-Rezeptoren (Glücksgefühl), Dopamin/Dopamin-Rezeptoren (Genuss) oder Endorphine/Opioide Rezeptoren (Schmerzminderung) signalisieren.

Wie bereits erwähnt, wird die Menge der verschiedenen das Wohlgefühl fördernden Botenstoffe wie z.B. Endorphin, Dopamin, Oxytocin, Prolaktin, Beta-Phenylethylamin, die generell eine günstige Wirkung auf das Gehirn und die Gesundheit des Menschen haben, nach nur wenigen Minuten des Zusammenseins mit einem Hund bedeutend erhöht.[102] Die Stoffe rufen ein Grundgefühl von Wohlsein, Zufriedenheit, Geborgenheit, Zusammengehörigkeit, Harmonie, Gleichgewicht und Freude hervor. Diesen Gewinn können Sie sowohl mit dem eigenen als auch mit einem fremden Hund erreichen, sofern Sie durchschnittlich mindestens 15-30 Minuten in der Gesellschaft des Hundes verbringen.[103] In einer Untersuchung, in der die Teilnehmer ihren eigenen Hund mitbrachten, erreichte die Steigerung des Wohlfühl-Stoffs Oxytocin schon nach 1-5 Minuten Zusammensein mit dem Hund ihr Maximalniveau.[104]

Die Reduktion von Stresshormonen wie z.B. Cortison, Adrenalin und Noradrenalin durch den Hund trägt auch zu wesentlichen Veränderungen im Gehirn bei, indem die Hormone, wie schon beschrieben, in die Aktivierung des Gehirns von der *Fight or flight*-Reaktion und in das sympathische Nervensystem eingehen.[105] Der Hund löst so eine entspannende und angstreduzierende Wirkung über mehrere molekulare Angriffspunkte aus.

Der Hund nimmt außerdem durch das Verändern unseres Sinnesapparates Einfluss auf das Gehirn. So hat er die Fähigkeit, unsere Aufmerksamkeit von uns selbst abzulenken, wobei Selbstmitleid oder die Konzentration auf eigene Schwächen und Symptome in den Hintergrund treten.[106] Die Erklärung für diese Wirkung ist unter anderem, wie schon erwähnt, dass der Hund die Aktivität der Frontallappen des Gehirns verändern kann.[107] Wir werden deshalb mental abgelenkt und ändern, wenn wir mit einem Hund zusammen sind, unseren Fokus weg vom Negativen und Selbstzentrierten und hin nach Außen, was zu der entspannenden und beruhigenden Wirkung auf uns beiträgt.

Mit anderen Worten ist die Fähigkeit des Hundes, die physiologische, hirnbiologische und psychologische Gesundheit und somit die Lebensqualität des Menschen zu verbessern, nicht nur etwas, das Hundebesitzer am eigenen Körper spüren, sondern sie ist ein ganz konkreter und wissenschaftlich nachgewiesener biologischer Effekt.

Aus diesem Grund ist es sowohl gesundheitlich als auch gesellschaftlich genial, wenn die Gesundheitsbehörden in immer mehr Ländern die gesundheitsfördernde Wirkung des Hundes nutzen. Dieses wird beispielsweise in mehreren wissenschaftlichen Artikeln und klinischen Berichten von Krankenhäusern u. a. in den USA bestätigt, wo man deshalb nicht nur professionelle Therapiehunde in den Behandlungsstrategien einsetzt, sondern auch das Prinzip, dass Krankenhauspatienten vom eigenen Haustier Besuch bekommen.[108]

Das Prinzip, Patienten von dem eigenen Haustier profitieren zu lassen, ist nicht neu, denn das Krankenhauswesen in den USA kam schon vor über zehn Jahren zu folgender Schlussfolgerung: „*Domestic animals aren't merely pets. To some, they can be healers.*"[109]

Auf der Webseite des University of Maryland Medical Center ist eine Unterseite dem 'Personal Pet Visitation'-Program gewidmet, wo man Folgendes lesen kann: "*Your pet is an important part of your family. Your pet may also play an important role in your recovery from illness or injury. The Patient's Personal/Family Pet Visitation Policy allows you to visit with your pet, under certain circumstances, during your hospitalization.*" (Quelle: Personal Pet Visitation | University of Maryland Medical Center. [http://umm.edu/patients/pastoral/pet-visitation]).[110]

Referenzen zu diesem Kapitel

Lebensqualität und Gesundheit

1 Walsh, 2009a

2 Friedmann & Son, 2009; Odendaal, 2000; Sehr et al., 2013; Walsh, 2009a; Wood et al., 2007

3 Aoki et al., 2012; Mormann et al., 2011; Odendaal & Meintjes, 2003; Penkowa, 2012

4 McNicholas et al., 2005; Wells, 2007,2009,2011; Wood et al., 2007

5 Friedmann & Son, 2009; Headey, 2003; Headey & Grabka, 2007; Headey et al., 2002; O'Haire, 2009; Penkowa, 2012, Siegel, 1990

6 Serpell, 1990,1991,1996

7 Serpell, 1990,1991

8 Friedmann & Son, 2009; Headey, 2003; Herzog, 2011; O'Haire, 2009; Siegel, 1990; Wood et al., 2007

9 Friedmann & Son, 2009; Friedmann & Thomas, 1995; Friedmann et al., 1980,2011; Serpell, 1991; Wells, 2011

10 Headey & Grabka, 2007; Headey et al., 2002; Siegel, 1990

11 Headey et al., 2002

12 Headey et al., 2002; Headey, 2003

13 Knight & Edwards, 2008; Raina et al., 1999; Siegel, 1990

14 Headey, 2003; Headey et al., 2002; Siegel, 1990

15 Geisler, 2004, Lust et al., 2007; Penkowa, 2012

Widerstandskraft und Überleben

16 Marcus, 2012,2013; Walsh, 2009b

17 Dietz et al., 2012; Friedmann & Son, 2009; McConnell, 2007; Walsh, 2009b

18 Serpell, 1996

19 McConnell et al., 2011; Walsh, 2009a,b; Wood et al., 2007

20 Walsh, 2009b

21 Fine, 2010; O'Haire, 2010

Signalwert

22 Friedmann & Son, 2009; O'Haire, 2009,2010

23 Barker & Wolen, 2008; Friedmann & Son, 2009; O'Haire, 2010

24 Schneider & Harley, 2006

Hund am Radar des Gehirns

25 Mormann et al., 2011

Physiologische Verbesserungen

26 Allen et al., 2002; Friedmann & Son, 2009; Wells, 2011

27 Allen et al., 2001

28 Odendaal & Meintjes, 2003

29 Cole et al., 2007; Fine, 2010; Friedmann & Son, 2009; Odendaal & Meintjes, 2003

30 Fine, 2010

31 Allen et al., 2002; Fine, 2010; Shiloh et al., 2003; Wells, 2011

Auch ohne Bewegung

32 Allen et al., 2001,2002; Anderson et al., 1992; Friedmann & Son, 2009; Walsh, 2009a

33 Arhant-Sudhir et al., 2011; Bauman et al., 2001; Beals, 2009; Fine, 2010; Serpell, 1991

34 Motooka et al., 2006

35 Bauman et al., 2001

36 Arhant-Sudhir et al., 2011; Beals, 2009; Friedmann & Son, 2009

37 Bauman et al., 2001; Yabroff et al., 2008

38 Ishikawa-Takata & Tabata, 2007

39 Reeves et al., 2011

40 Thorpe et al., 2006

41 Wohlfarth et al., 2013

42 Parslow & Jorm, 2003; Müllersdorf et al., 2010

43 Koivusilta and Ojanlatva, 2006

44 Lentino et al., 2012; Cole et al., 2007; Dimitrijević, 2009; Fine, 2010; Horowitz, 2010; Muñoz Lasa & Franchignoni, 2008; Odendaal, 2000

45 Krogh et al., 2011,2012; Scheede-Bergdahl et al., 2005

Jetzt ganz ohne Bewegung

46 Cole et al., 2007; Dimitrijević, 2009; Fine,
    2010; Horowitz, 2010; Muñoz Lasa &
    Franchignoni, 2008; Odendaal, 2000

47 Aydin et al., 2012; Fine, 2010; Odendaal,
    2000; Odendaal & Meintjes, 2003.

48 Onaka et al., 2012.

49 Jankowski et al., 2012; Reiche et al., 2004;
    Rubí & Maechler, 2010; Sarkar, 2012.

50 Cole et al., 2007.

51 Motooka et al., 2006.

Der Hund als Therapeut

52 Fine, 2010.

53 Handlin, 2010; Nagasawa et al., 2009.

54 Handlin, 2010.

Gehirn und Gemüt

55 Headey et al., 2002; Headey & Grabka,
    2007; McConnell et al., 2011; Wood et al.,
    2007

56 Friedmann & Son, 2009; Headey, 2003

57 Cole et al., 2007; Friedmann & Son, 2009;
    Geisler, 2004; Walsh, 2009a; Wisdom et al.,
    2009

58 Handlin, 2010; Handlin et al., 2011;
    Nagasawa et al., 2009a,b; Odendaal, 2000;
    Odendaal & Meintjes, 2003

Die drei großen Kommunikationssysteme

59 Howard, 2006

60 Howard, 2006

61 Steinman, 2004; Ulrich-Lai & Herman, 2009;
    Ziemssen & Kern, 2007

62 Howard, 2006; Irwin, 2008; Ulrich-Lai &
    Herman, 2009

Fight or flight

63 Howard, 2006; Ulrich-Lai & Herman, 2009

64 Howard, 2006

Hund oder Stress

65 Elenkov & Chrousos, 2006; Howard, 2006;
    Irwin, 2008; Steinman, 2004; Ulrich-Lai &
    Herman, 2009; Ziemssen & Kern, 2007

66 Howard, 2006

67 Elenkov & Chrousos, 2006; Howard, 2006;
    Irwin, 2008; Sternberg, 2006

68 Howard, 2006

69 McConnell et al., 2011; Walsh, 2009a,b

70 Friedmann & Son, 2009; Howard, 2006;
    Katcher & Beck, 1983; Siegel, 1990; Virués-
    Ortega & Buela-Casal, 2006

71 Fine, 2010; Friedmann & Son, 2009; Serpell,
    1996; Walsh, 2009a,b

72 Cole et al., 2007; Inbar et al., 2011;
    Odendaal & Meintjes, 2003; Olmert, 2009

73 Beck et al., 2012; Fike et al., 2012

74 Yount et al., 2012

75 Geisler, 2004; Headey, 2003; Headey et
    al., 2002; Lust et al., 2007; Siegel, 1990;
    Wisdom et al., 2009

Der Hund als Anthropologe

76 Uchino, 2006

77 Horowitz, 2010; Nagasawa et al.,
    2009a,b,2011; Olmert, 2009

78 Fogle, 1990; Friedmann & Son, 2009;
    Horowitz, 2010; Olmert, 2009; Walsh, 2009a

79 Miller & Murphy, 1995; Fogle, 1990

80 Fogle, 1990; Hart et al., 2013; Horowitz,
    2010; Olmert, 2009; Smith, 2004; Walsh,
    2009a

81 Sonoda et al., 2011; Willis et al., 2004

82 Church & Williams, 2001

83 Willis et al., 2004

84 Libet, 2006; Olmert, 2009; Smith, 2004

85 Horowitz, 2010; Serpell, 1996

86 Cattaneo & Rizzolatti, 2009

87 Cattaneo & Rizzolatti, 2009; Horowitz, 2010;
    Olmert, 2009

88 Fogle, 1990; Horowitz, 2010; Olmert, 2009;
    Smith, 2004

89 Jones & Josephs, 2006

90 Mehta & Josephs, 2010

91 Mehta et al., 2008

92 Jones & Josephs, 2006

93 Handlin et al., 2011; Odendaal, 2000;
    Odendaal & Meintjes, 2003

94 Nagasawa et al., 2009a

95 Onaka et al., 2012

Der Hund und soziale Exklusion

96 Friedmann & Son, 2009; O'Haire, 2009;
    Walsh, 2009a

97 McConnell et al., 2011

98 Aydin et al., 2012

99 Aydin et al., 2012

100 Fogle, 1990; Olmert, 2009

Nehmen Sie eine Gehirnwäsche

101 Howard, 2006

102 Handlin, 2010; Larsen & Grattan, 2012;
     Nagasawa et al., 2009a,b; Odendaal &
     Meintjes, 2003

103 Odendaal, 2000; Odendaal & Meintjes,
     2003

104 Handlin et al., 2011

105 Howard, 2006

106 Fine, 2010

107 Aoki et al., 2012

108 Sehr et al., 2013, Allen, 2013; Stanley-
     Hermanns & Miller, 2002

109 Stanley-Hermanns & Miller, 2002

110 http://umm.edu/patients/pastoral/pet-
     visitation (verwendet 24.01.2014)

3

Krankheiten im Gehirn:

Der neurologische Effekt des Hundes

Unser Gehirn ist das Fundament für das Menschsein in Bezug auf Psyche, Physik, Verhalten, Gedanken, Bewusstsein und Gefühle. Ohne die enorme Hirnkapazität hätte es keine Zivilisation oder demokratische Gesellschaft, geschweige denn wissenschaftliche Fortschritte auf der Erde gegeben. Während das Gehirn ganz klar das komplexeste, fortschrittlichste und rätselhafteste Organ ist, das es gibt, ist das Gemüt eines der größten Rätsel: Es kann weder gemessen noch gewogen oder exakt definiert werden, denn es entsteht als Resultat der Aktivität des menschlichen Gehirns.

Egal ob wir das konkrete physische Organ Gehirn oder dessen Output in Form des Gemüts oder der Psyche betrachten: Unser Wissen hierüber ist in den letzten Jahrzehnten geradezu explodiert. Trotzdem befinden wir uns immer noch auf einem sehr niedrigen Wissensstand. Beispielsweise können wir noch nicht endgültig erklären, wie ein Gedanke oder ein Gefühl entsteht. Es ist daher leider unrealistisch, zu glauben, dass unser Gehirn und unser Gemüt schon bald komplett kartiert und verstanden sein werden. Dennoch haben wir bereits heute einen gewissen Einblick in die Entstehung und Entwicklung von neurologischen und neuropsychiatrischen Krankheiten, und in dem Maße, wie wir länger und in einigen Fällen auch ungesünder leben, lässt sich ein häufigeres Vorkommen vieler der Hirn- und Gemütsleiden wie z.B. Alzheimer und Demenz feststellen. Leider sind Gehirn- und Gemütskrankheiten immer sehr ernsthaft, u. a. weil sie oft behindernd, chronisch und medizinisch unheilbar sind. Als Patient hat man nicht viel Selbstbestimmung bei den medizinischen Möglichkeiten und Behandlungsstrategien, weshalb neurologische und neuropsychiatrische Patienten sich oft entmündigt und der Kontrolle über das eigene Leben enthoben fühlen.

Weil es keine medizinischen Heilungsmöglichkeiten oder vorbeugende Impfungen gegen Krankheiten des Gehirns gibt, sind viele Patienten einen relativ großen Teil ihres Lebens krank und pflegebedürftig und müssen institutionalisiert oder hospitalisiert leben. Deshalb gibt es einen großen Bedarf an ergänzenden Strategien und Begleittherapien, die Lebensfreude, Motivation, Lebensqualität, Laune, Energie, soziale Aktivität, das Gefühl der Zugehörigkeit und die Geborgenheit im Alltag verbessern können.[1] Hier kann der Hund eine entscheidende Rolle für von Gehirn- oder Gemütsleiden betroffene Menschen spielen, weil er ein großes Potenzial als Begleittherapie zu bestehenden Strategien hat. Eine stetig wachsende Anzahl wissenschaftlicher Studien hat nachgewiesen, dass Hunde unsere Reaktionen auf ernsthafte oder unheilbare Leiden des Gehirns und Gemüts wie z.B. Alzheimer, Demenz, Epilepsie, Depression, Angstleiden, Autismus und Schizophrenie lindern und verbessern können.[2]

Wenn eine der prestigeträchtigsten und am höchsten angesehenen medizinwissenschaftlichen Zeitschriften, *The Lancet Neurology*, einen Leitartikel über die Wirkungen von Hunden, Delfinen und Seehund-Robotern auf Gehirnkranke bringt, wie es im September 2013 der Fall war (*Dolphins, dogs, and robot seals for the treatment of neurological disease*) ist dies ein Zeichen dafür, dass sich wirklich etwas tut.[3]

Die therapeutischen und praktischen Vorteile eines Hundes gegenüber einem großen Becken mit Delfinen sollten offensichtlich sein, was die Anwendungsmöglichkeiten, aber auch die Sicherheitssteuerung und die Durchführbarkeit betrifft – besonders, wenn man bedenkt, dass neurologische und psychiatrische Patienten oft ein reduziertes Funktionsniveau, geringere Mobilität oder eine schwächere Muskelstärke im Vergleich mit anderen Bevölkerungsgruppen haben. Außerdem können sie von Angst oder geringer Selbstsicherheit geprägt sein. Es kann deshalb für diese Patienten relativ angstauslösend sein, in ein großes Becken mit ausgewachsenen, mehreren Metern langen Delfinen zu steigen, anstatt zuhause von einem ruhigen, kuscheligen Haustier Besuch zu bekommen, das auf Zuruf seines Namens reagiert.

Alzheimer-Syndrom und Demenz

Verbreitete, sich schnell entwickelnde und gefürchtete Hirnkrankheiten sind Demenz und Alzheimer-Syndrom. Sie beeinträchtigen nicht nur die älteren Patienten selbst, sondern deren gesamte Familie. Im Verlauf der Krankheit entstehen charakteristische Symptome, die auf zerstörte Hirnzellen und den Verlust von Hirnfunktionen zurückzuführen sind. Die Patienten weisen typisch einen zunehmenden Gedächtnisverlust, reduzierte Lernfähigkeit, Persönlichkeitsveränderung, asoziales Verhalten, eine nachlassende oder gar fehlende Kommunikationsfähigkeit und aufgehobenes Urteilsvermögen auf.

Die klinische Forschung zum Alzheimer-Syndrom und zur Demenz hat gezeigt, dass Therapiehunde als Teil der AAT-Programme (Animal-Assisted Therapy) neurologische, neuropsychiatrische, psychologische und physiologische Symptome mildern und außerdem das Verhalten, die Kommunikation und die Kognition verbessern können. Zu diesem Wissen haben nicht zuletzt deutsche medizinwissenschaftliche Forschungen wesentlich beigetragen.[4]

Das Forschungsteam von Dr. Rupert Püllen in der Medizinisch-Geriatrischen Klinik am Diakonissen-Krankenhaus in Frankfurt am Main hat in Zusammenarbeit mit der Asklepios Neurologischen Klinik Falkenstein in Königstein-Falkenstein nachweisen können, dass Gruppentherapie mit einem Therapiehund den Demenzzustand bei einem großen Teil der Patienten verbessern konnte. Diese wurden als Folge der Sitzungen mit dem Therapiehund besser gelaunt, aktiver und konnten besser kommunizieren.

Die Anwesenheit des Therapiehundes steigert die Aufgeschlossenheit, die Laune und den sozialen Kontakt zu anderen Personen. Die Patienten zeigen Lächeln, Augenkontakt, taktilen Kontakt (Berührung) und Freude, außerdem reduziert der Hund Aggression und Agitation.[5] Es ist auch nachgewiesen, dass wiederholte Besuche eines Therapiehundes demenzkranke Patienten beruhigen, ihre sprachliche und verbale

Fähigkeiten fördern, ihr Selbstwertgefühl und die Geborgenheit erhöhen und generell ihre gesundheitliche Situation verbessern.[6]

Wenn man die kommunikativen und verbalen Fähigkeiten der Patienten in Kontrollstudien vergleicht, gibt es klare Unterschiede in den Erfolgen, die mit lebendigen Hunden gegenüber Ersatz in Form von Plüschhunden (Spielzeughunden), Roboterhunden und einem Videofilm mit Welpen erreicht werden können. Die Patienten reden am meisten und zeigen das positivste Verhalten, wenn sie den echten Hund anstatt einer künstlichen Kopie treffen.[7]

Wie von Dr. Aubrey H. Fine beschrieben, können zwei wöchentliche Besuche eines Therapiehundes das Zeitgefühl von Demenzkranken verbessern, weil sie sich über die Wochentage bewusster werden. Außerdem führt die Anwesenheit des Hundes zu weniger Konfusion und Unruhe bei den Patienten sowie zu Verbesserungen ihres Gedächtnisses.[8]

Eine zwölfwöchige Studie zum Effekt des Therapiehundes auf hospitalisierte Demenzkranke zeigt, dass der Besuch des Hundes die Patienten beruhigt: Sie reagieren mit verlangsamter Herzfrequenz (Pulssenkung) und weniger aufgeregtem Reden und Lärmen im Vergleich zu den Kontrollpersonen, die keinen Besuch von Therapiehunden hatten.[9] Der beruhigende Effekt eines Hundes ist primär dann vorhanden, während sich der Hund bei dem Demenzkranken befindet – gemäß einiger Studien ändert sich das Verhalten der Patienten nach dem Besuch des Hundes wieder zurück zur Ursprungslage. Umgekehrt haben andere nachweisen können, dass Therapiehunde einen länger andauernden Gesundheitseffekt auf die Patienten hatten und dass die nützliche Wirkung auch dann anhielt, nachdem der Hund wieder weg war.[10] Über einen dreimonatigen Zeitraum wurde so gezeigt, dass ein Therapiehund die Fähigkeiten und das Verhalten der Demenzkranken auf verschiedenen Gebieten verbessern konnte: Alltägliches Funktionsniveau, Kommunikation, Verhalten und einige Krankheitssymptome waren im Vergleich zur Kontrollgruppe verbessert.

Der aufsehenerregendste Effekt auf Patienten mit Alzheimer-Syndrom und Demenz ist, dass ein Hund anscheinend deren Gedächtnis verbessern kann. Nach drei Monaten, in denen ein Therapiehund die Patienten insgesamt sechs Mal besuchte (einmal alle zwei Wochen), konnten die Forscher eine Gedächtnisverbesserung von 8% messen, wohingegen die Kontrollgruppe ohne Hund nach der dreimonatigen Dauer der Studie eine Verschlechterung des Gedächtnisses von 7% aufwies.[11]

Die gesundheitsverbessernde Wirkung des Hundes auf Alzheimer- und Demenzerkrankte kann auch biochemisch gemessen werden, nämlich durch Nachweis des Markerproteins Chromogranin A, das als Zeichen von Krankheit in Körper und Seele ansteigt. Bei Patienten mit einem Therapiehund fiel das Chromogranin A Niveau auf unter die Hälfte, während es bei den Patienten, die keinen Besuch eines Therapiehundes hatten, ständig anstieg.[12] Auch auf der praktischen Ebene haben sich Hunde als sehr vorteilhaft für Demenz- und Alzheimer-Erkrankte erwiesen, die wiederholt dazu neigen, sich zu verirren oder von zuhause wegzulaufen. Dieses Problem hat man an einigen Orten gelöst, indem man einen Hund mit dem Erkrankten koppelte: Dann braucht man nur den Hund zu rufen, wenn der Erkrankte außer Sichtweite ist, der den Patienten dann wieder nach Hause bringt.[13]

Die Ergebnisse von AAT in Verbindung mit Demenz und Alzheimer sind damit positiv, da AAT ganz spezifische und wesentliche Aspekte zur Lebensqualität und zur emotionalen Stabilität der Patienten beiträgt und außerdem einige praktische Probleme für das Pflegepersonal oder die Angehörigen lösen kann.[14] In dem Maße, wie der allmähliche Verlust des Gedächtnisses und der ganz normalen Funktionsfähigkeit fortschreitet, werden die Patienten meistens immer stärker von der Umwelt isoliert, und am Ende verschwindet sogar der Kontakt zu den nächsten Angehörigen. Immer mehr Forschungsstudien deuten darauf hin, dass ein Hund in dieser unglücklichen Situation eine große Wirkung erzielen kann. Therapiehunde sind fähig, den Patienten zu erreichen und den Kontakt zu Umgebung und der Welt außerhalb wiederherzustellen.

Natürlich kann ein Hund keine vollständige Heilung anbieten, aber das kann niemand in Verbindung mit Demenz und Alzheimer-Syndrom. Die größte Stärke des Therapiehundes ist vermutlich, dass er beruhigendes Zusammensein und soziale Interaktion bietet, die ganz unabhängig von den kognitiven Fähigkeiten und von dem Ausmaß eines Gehirnschadens sind. Der Hund bietet Gesellschaft und Nähe an, egal, ob der Empfänger sich seiner Anwesenheit bewusst ist oder nicht.

Der Hund hört also ohne Vorbehalt zu und reagiert nicht negativ, egal, was der Patient zum Ausdruck bringt. Sein besonderer Sinn für die Kommunikation (s. Kapitel 1) befähigt den Hund anscheinend dazu, mit Demenz- und Alzheimer-Erkrankten zu kommunizieren und zu interagieren, und zwar auf nonverbalen Weise und mit einer Geduld, zu der die wenigsten Menschen fähig sind.

Parkinson-Krankheit

Die Ursache für die Parkinson-Krankheit ist eine Zerstörung der Hirnzellen in einem kleinen Bereich des Hirnstammes, der als die „schwarze Substanz" bezeichnet wird (substantia nigra). Normalerweise wird von den Zellen in diesem Bereich der Botenstoff Dopamin gebildet und ausgeschieden. Die Parkinson-Krankheit entsteht, wenn mehr als 80% der Zellen zerstört sind und es daher im Gehirn an Dopamin mangelt.[15] Die Konsequenz des Dopaminmangels in diesem Bereich ist, dass die Motorik gestört wird: Tremor (Zittern, Schütteln) und eine erhebliche Steifigkeit der Muskeln entstehen. Die Patienten erleben *Freezing*, d.h. ein buchstäbliches Festfrieren des Körpers, was dazu beiträgt, dass viele die Krankheit so empfinden, als wären sie im eigenen Körper eingesperrt.[16]

Die Wirkung der vorhandenen Medikamente gegen die Parkinson-Krankheit ist sehr begrenzt, da sie höchstens die Symptome lindern, aber leider nicht die Krankheit heilen oder die fehlende Stabilität oder das *Freezing* entfernen können. Salmon & Salmon (1982) beschreiben, wie ein Besuchshund auf die Bewohner eines Pflegeheims wirkte, in dem unter anderem Patienten mit Parkinson-Krankheit wohnten. Man untersuchte hier den Effekt der Unterbringung eines Hundes als einer Art Maskottchen in einer Abteilung des Heims, während die Kontrollgruppe in einer anderen Abteilung des Heims ohne Therapiehund blieb. Die Bewohner des Pflegeheims wurden vor Beginn der Untersuchung (vor Ankunft des Hundes), während des Untersuchungszeitraumes sowie nach Beendigung der Untersuchung medizinisch untersucht. Die Patienten, die den Hund bekamen, erreichten eine Reihe von signifikanten Verbesserungen ihres Zustandes wie z.B. verbesserte Reaktionsfähigkeit, bessere Laune, mehr Lebensfreude, gesteigerte Wachsamkeit, bessere soziale Beziehungen und größere Freundlichkeit. Die Kontrollgruppe ohne Therapiehund erreichte keine Verbesserung, am Ende der Untersuchung waren die Patienten dieser Gruppe bettlägeriger und verschlossener als vorher.[17] Ähnliche Ergebnisse wurden auch für Institutionen mit älteren Patienten beschrieben, die generell emotionale, psychosoziale und motorische Verbesserungen erlebten, welche zu verbesserter Lebensfreude und -qualität führten.[18]

Der Effekt eines Servicehundes in Verbindung mit der Parkinson-Krankheit ist also untersucht worden, aber es sind keine größeren, klinisch kontrollierten und randomisierten Untersuchungen basierend auf den AAT- oder AAA-Prinzipien veröffentlicht worden.

Trotzdem gibt es ausreichend Indizien dafür, sodass mehrere Organisationen spezielle Therapie- und Servicehundbehandlungen etabliert haben, um Parkinson-Erkrankten zu helfen.

Als Beispiel sei die Organisation *Paws for Parkinson's* erwähnt, die zur *American Parkinson Disease Association* gehört. Auf der Website für *Paws for Parkinson's* werden die Service- und Therapiefunktionen des Hundes bei der Erkrankung beschrieben. Diese umfassen u. a. eine physische Unterstützung beim Gehen sowie Hilfe zur Lösung des „Festfrierens" des Patienten. Außerdem wird Abhilfe in Form von antidepressiven Wirkungen, den pro-sozialen Funktionen, dem Aufheben von verlorenen Sachen und mit Freundschaften geleistet. (Quelle: [http://www.apdama.org/site2.0/articlesDetail.php?Paws-for-Parkinson-s-125]).

Im Jahr 2010 wurde ein wissenschaftlicher Artikel in Form einer Fallstudie veröffentlicht, der die vielen Vorteile aufzeigt, die ein Hund einem Parkinson-Erkrankten bietet. Der Artikel unterstützt die Botschaft von *Paws for Parkinson's*[19] und beschreibt, wie der Hund das Leben der Patienten zum Besseren verändert, indem er eine Reihe wesentlicher Funktionsverbesserungen verursacht wie z.B. bessere Gehfunktion, mehr Appetit, besseren Schlaf, bessere Darmfunktion und bessere Sozialisierung. Dies wurde jeweils mit der Situation vor der Anwesenheit des Hundes verglichen. Der Hund schafft auch Abhilfe bei Problemen der Patienten mit der Motorik, der Koordination, mit Ingangsetzung von Bewegungen und mit dem Tremor, d.h. bei einigen der sehr charakteristischen Symptome der Parkinson-Patienten. Der Verbrauch an Medikamenten konnte verringert werden – die Behandlung mit Apomorphin wurde sogar eingestellt, während die Dosis der übrigen Medikamente reduziert wurde. Nach sechs Jahren war es immer noch nicht nötig, die medikamentöse Behandlung zu erhöhen, was für diese Krankheit ungewöhnlich ist.

Da nur von einer Fallstudie die Rede ist, d.h. von einer einzelnen Patientengeschichte, kann man aus dieser Studie keine allgemeine Erkenntnis ableiten. Trotzdem regt es zum Nachdenken an, dass die positiven Wirkungen des Hundes auch nach sechs Jahren noch andauern. Die Ergebnisse des Artikels werden u. a. durch die Erfahrungen mit den auf Parkinson-Erkrankten spezialisierten Service-, Therapie- und Assistenzhunden der o.g. *Paws for Parkinson's Organisation* sowie der *Parkinson's Disease Foundation* unterstützt. Diese Organisationen sorgen u. a. dafür, dass die Patienten Verbindung zu den Personen bekommen, die speziell trainierte Hunde vermitteln. Glücklicherweise gibt es hiervon immer mehr, denn das Phänomen verbreitet sich in dem Maße, wie die positiven Ergebnisse bekannter werden.

Die *Parkinson's Disease Foundation* hat sowohl auf ihrer Website (Quelle: [http://www.pdf.org/]) als auch in ihrer Nachrichtenpublikation im Frühjahr 2013 beschrieben, wie ein Service-/Therapiehund das Leben von Parkinson-Erkrankten ändert.[20]

Als Ergänzung zu den Ergebnissen der Fallstudie ist auch beschrieben, wie speziell trainierte Hunde dazu beitragen können, die typischen Probleme zu lösen, mit denen Parkinson-Erkrankten sich konfrontiert sehen.

Ein rührendes Beispiel dafür, wie wenig nötig ist, um das Leben eines Parkinson-Patienten zu verbessern, ist, wenn das Berühren des weichen Fells ausreicht, um den charakteristischen, störenden Ruhetremor (das konstante Schütteln der Hände) zu lindern.

Wenn man dieses einfache Beispiel der Tatsache gegenüberstellt, dass kein Medikament den Ruhetremor der Parkinson-Erkrankten heilen kann und dass alle bestehenden Pharmaka sehr ernsthafte Nebenwirkungen haben, sehr teuer sind und genaue Planung voraussetzen, um die korrekte Dosis und Konzentration zu erreichen, ist es erstaunlich, dass immer noch sehr viele pharmazeutische Prüfungen und nur sehr wenige nicht-pharmazeutische/psychosoziale Forschungen (u. a. zum Effekt von AAT bei Parkinson) durchgeführt werden. Die Erklärungen hierfür sind vielfältig und sind nicht Gegenstand der Betrachtung dieses Buchs, aber die Bürger der EU sollten sich fragen, ob nicht die Zeit gekommen ist, sich mit den bisherigen, unkritischen Erwartungen in die Pharmaindustrie auseinander zu setzen.

Ein Parkinson-Servicehund kann den Patienten eine spürbare motorische Hilfestellung geben, das Gleichgewicht und die Bewegungskoordination verbessern, Dinge oder Medikamente bringen und aufheben, professionelle Hilfe holen und den Patienten auf die Beine helfen, falls sie hinfallen. *Independence Dogs Inc.* war die erste Organisation, die „Walker Dogs" für Parkinson-Erkrankte ausbildete und einführte. Ein Walker Dog sorgt für eine Stabilisierung des Gleichgewichts, der Motorik, des Tempos und der Gehfunktion, sodass das Gehen relativ normal wird.

Interessant ist, dieses Wissen über die Wirkung des Hundes auf Parkinson-Erkrankte mit den Ergebnissen aus der Forschung zu koppeln. In diesem Zusammenhang hatten die beiden Forscher Johannes S. J. Odendaal und Roy A. Meintjes aus Pretoria in Südafrika entscheidende Bedeutung, weil sie als erste bewiesen, dass der Mensch manche Wohlfühl-Stoffe (u. a. Belohnungs-/Genussstoffe, Wohlfühlhormone sowie Schmerz- und Stress Hemmer) nur durch ein kurzes Zusammensein mit einem Hund freisetzen kann.[21] Die gleichen Studien zeigen, dass unsere Interaktion mit entweder dem eigenen oder einem fremden Hund bewirkt, dass wir Dopamin bilden und ausscheiden, welches genau der Botenstoff ist, der den Parkinson-Erkrankten fehlt.[22] Faktisch bedarf es nur 15-30 Minuten Zusammenseins mit einem Hund für eine signifikante Erhöhung des Dopamins.[23]

Es liegt daher noch einiges bisher nicht ausgenütztes Potenzial darin, die Bedeutung des Hundes für Parkinson-Erkrankte zu erforschen. Im Moment mangelt es noch an neueren, überprüfbaren klinische Untersuchungen zum therapeutischen Anti-Parkinson-Effekt der AAT-/AAA-Hunde. Die Zeit wird zeigen, welche Rolle diese Initiativen für Service- und Assistenzhunde spielen können. Sehr interessant ist es jedoch, dass ein Hund ungeachtet seines Ausbildungsstandards unseren Dopaminspiegel signifikant verändern kann – erst recht, da der Hund diesen Effekt ganz ohne Nebenwirkungen erbringt und sich dafür auch nicht teuer bezahlen lässt.

Epilepsie

Einer der am besten dokumentierten Gesundheitsvorteile, den der Hund erbringt, ist seine Fähigkeit, Menschen zu beruhigen und Angst, Unsicherheit und Unruhe zu beseitigen.[24] Diese Wirkung wird auch bei Patienten mit Epilepsie hervorgerufen, einer Gehirnkrankheit, die durch spontane und zurückkehrende Krampfanfälle mit oder ohne Bewusstlosigkeit gekennzeichnet ist. Eines der größten Probleme für Patienten mit generalisierter Epilepsie ist, dass sie nicht im Voraus wissen, wann sie durch

Krämpfe bewusstlos umfallen. Aus diesem Grund ist Epilepsie meistens mit Angst und Sorgen verbunden. Schon allein deshalb kann die Gesellschaft eines Hundes eine große Hilfe für Epileptiker sein.[25]

Der Hund hat aber mehr als nur einen beruhigenden Effekt auf den Epileptiker. Es stellt sich nämlich heraus, dass ein überraschend großer Teil der Hunde von Epileptikern in der Lage ist, ganz spontan und automatisch einen bevorstehenden epileptischen Krampfanfall anzukündigen.[26] Für einen Epileptiker macht die Ankündigung des Hundes einen bedeutenden Unterschied aus, weil er dann die Möglichkeit hat, sich in Sicherheit zu bringen, Kontrolle über seine Situation zu bekommen und rechtzeitig Medikamente einzunehmen, bevor der Krampfanfall beginnt.[27]

Da es nach und nach immer mehr Berichte darüber gibt, dass Hunde einen Epilepsieanfall vorhersehen können, hat man schnell Forschungen sowie spezielle Trainingsprogramme für Hunde eingeleitet. Dies hat zur Folge gehabt, dass es heute in vielen Ländern eine ganze Branche von professionellen Hundeteams mit den sogenannten *Seizure Alert Dogs* und *Seizure Response Dogs* gibt, die mit großer Genauigkeit und Zurechnungsfähigkeit einen Epilepsieanfall zwischen 15 und 45 Minuten vor seinem Anfang erspüren können.[28] Eine positive Überraschung in Verbindung mit den Epilepsiewarnhunden ist, dass die Patienten eine deutliche Reduktion der Anzahl von Krampfanfällen sowie weniger starke Anfälle von kürzerer Dauer erleben, nachdem sie einen Hund zur Seite hatten. Dies hängt vermutlich mit dem Effekt des Hundes zusammen, eine erhöhte Geborgenheit und ein besseres Kontrollgefühl des Patienten zu schaffen.[29] So ist die Lebensqualität in den Familien, die einen Hund und ein von Epilepsie betroffenes Kind haben, deutlich besser als bei den Familien ohne Hund.[30]

Eine prospektive (zeitlich nach vorne schauend) klinische Studie hat nachgewiesen, dass der nützliche und anfallsreduzierende Effekt eines Epilepsiewarnhundes signifikant, langfristig und verbreitet ist.[31] Durch vergleichende Untersuchungen von Epileptikern ohne Hund sowie solchen mit professionell ausgebildeten Epilepsiewarnhunden konnten die Forscher messen, wie groß der Nutzen des Hundes war. Die Studie zeigte, dass 90% der Epileptiker dank des Hundes eine deutliche Verbesserung ihrer Erkrankung erlebten, der die Anzahl der Epilepsieanfälle durchschnittlich um 43% reduzierte. Nebenbei erlebten 40% der Patienten, dass ihre epileptischen Krampfanfälle im Vergleich zur Situation ohne Hund halbiert wurden; für einige war der Effekt noch mehr als eine Halbierung der Fälle.[32]

Medizinisch betrachtet gibt es zwei Bereiche, die an diesem Phänomen besonders faszinierend sind. Der eine ist, dass der größte Teil der Hunde, die mit einem

Epileptiker zusammen leben, scheinbar einen Epilepsieanfall im Voraus spontan registrieren und ihre Besitzer alarmieren können, d. h. ohne dass der Hund ein vorausgehendes Training absolviert hat.[33] Der andere Aspekt ist die faszinierende Perzeption und der Sinnesapparat des Hundes: Die Epilepsiewarnhunde üben eine Fähigkeit aus, die ihnen die Wissenschaft selbst in der heutigen Zeit (2012) nicht nachmachen kann.[34] Wir wissen daher nicht genau, was der Hund vor einem Krampfanfall detektieren kann oder welche große Änderung der Physiologie eines Epileptikers es bedarf. Wir müssen aber feststellen, dass der Stand 1:0 für den Hund ist.

Es ist jedoch wahrscheinlich, dass der Hund auf die Herzfrequenz und den Herzrhythmus sowie auf noch nicht identifizierte Änderungen im Geruch des Patienten reagiert. Schließlich kann es noch subtile Verhaltens- oder andere nonverbale Änderungen geben, die der Hund vor dem epileptischen Anfall registrieren kann.[35] Dieses spiegelt sehr deutlich wider, wie überlegen und sensibel der Sinnesapparat des Hundes dem unseren ist und in welchem Ausmaß der Hund auf die Natur und sein Verhalten eingestellt ist. Wie in Kapitel 1 beschrieben, gibt es in der Perzeption und der Interaktion des Hundes mit uns Menschen mehrere Aspekte, derer wir uns kaum bewusst sind oder denen wir im Alltag sehr wenig Aufmerksamkeit schenken – aber eins, mit dem der Hundebesitzer sicher rechnen kann, ist, dass Bello viel mehr weiß, als wir denken.

Hirn- und Rückenmarksschäden

Patienten mit traumatischen Schäden im Gehirn und Rückenmark haben meistens bleibende Beeinträchtigungen durch spastische Lähmung und den Verlust des Tastsinnes, weshalb sie oft lernen müssen, Hilfsmittel wie z.B. einen Rollstuhl anzuwenden. Hat man im Oberkörper noch Bewegungsfähigkeit und Muskelkraft, kann dieser trainiert werden, als Teil des Rehabilitierungsprozesses neue Funktionen auszuführen. Patienten mit Hirn- oder Rückenmarkschäden sind meistens von Hilfsmitteln, Technologien und der Hilfe anderer Menschen abhängig. Deshalb leben sie oft stärker sozial isoliert als andere und geben – was kaum überrascht – an, eine geringere Lebensqualität zu besitzen als der Rest der Bevölkerung.[36] In den USA und in Japan hat man mit großem Erfolg eine besondere Gruppe von Servicehunden (*Assistance Dogs International, Inc.*), unter anderem dazu ausgebildet, hirn- und rückenmarkgeschädigten Patienten zu assistieren, sodass diese so viel Selbstständigkeit und Unabhängigkeit im Alltag erreichen können, wie es in jedem einzelnen Fall möglich ist.[37]

Servicehunde sind in der Lage, Türen zu öffnen und zu schließen, Licht an- oder auszumachen, eine Person aus einem Sessel oder vom Boden hochzuziehen, ihr in die Badewanne und wieder heraus zu helfen, das Gehen zu unterstützen, beim An- und Ausziehen zu helfen, Sachen zu finden und aufzuheben, einen Rollstuhl zu schieben, beim Einkauf zu helfen, Gepäck zu tragen oder eine Person bei Feuer oder ähnlichen Notsituationen in Sicherheit zu bringen.[38] Es gibt sogar Hunde, die kommunizieren und Zentralstationen über Computerbildschirme alarmieren können, sodass sie für die Patienten einen Notruf vornehmen können.[39]

Klinisch kontrollierte und randomisierte Studien haben gezeigt, wie ein Servicehund das Leben für Patienten mit Hirn- oder Rückenmarkschäden optimieren und ihnen zu zahlreichen psychologischen, physischen und sozialen Vorteilen verhelfen kann.[40] In einer Studie an Patienten mit Hirn- und Rückenmarkschäden (neurotraumatische Schäden) bzw. Krankheiten im Zentralnervensystem resultierte die Zuteilung eines Servicehundes in einer deutlich verbesserten Gesundheit im Vergleich zu Patienten, die keinen Servicehund bekommen hatten. Wenn die Wissenschaftler explizit die mentale Gesundheit und Lebensqualität der Patienten beurteilten, waren die Ergebnisse von denen mit Servicehund nicht nur viel besser als bei denen ohne Servicehund, sondern sie waren auch viel besser als der allgemeine Durchschnitt der Bevölkerung, der gar nicht erkrankt ist.[41] Diese Tatsache ist überraschend, da hirn- und rückenmarkgeschädigte Patienten typischerweise angeben, eine schlechtere psychische Gesundheit sowie ein geringeres Selbstwertgefühl und minderwertige Lebensqualität zu haben als die übrige, gesunde Bevölkerung.[42]

Der nützliche Effekt des Hundes wird auch in einer Studie bestätigt, die schon vor über 16 Jahren veröffentlicht wurde. Sie zeigt, wie ein Servicehund die Gesundheit, die Lebensqualität sowie das Gefühl von Kontrolle und Selbstwert von Patienten schon im Laufe der ersten Monate nach Ankunft des Hundes ändern kann. Die Kontrollgruppe umfasste Patienten, die auf der Warteliste standen, um einen Servicehund zu erhalten, wonach sie den gleichen Erfolg erreichten wie diejenigen, die ein Jahr zuvor einen Hund zugeteilt bekommen hatten. Generell löste der Hund ein viel höheres Selbstwertgefühl, eine signifikant verbesserte psychische Gesundheit, ein besseres Gefühl von Kontrolle des eigenen Lebens, Verbesserung und Zunahme von sozialen Aktivitäten mit anderen Menschen, bessere Integration in die Nachbarschaft, regelmäßigeres Erscheinen in der Schule und mehr Stunden auf dem Arbeitsmarkt aus.[43] Außerdem kann die Interaktion des Patienten mit einem Hund sensorische Funktionen stimulieren und die Sinne schärfen, weshalb der Hund zur erforderlichen Rehabilitation nach dem Erleiden eines Hirn- oder Rückenmarkschadens beitragen kann.[44]

Als Zugabe zu den gesundheitlichen und sozialen Errungenschaften gibt es auch noch weitere Vorteile in Verbindung mit der Anwesenheit eines Hundes: Eine amerikanische Studie hat gezeigt, dass der Hund eine große finanzielle Ersparnis bedeutet, weil die Patienten als Folge der Leistungen des Servicehundes erheblich (bis zu 68%) an Hauskrankenpflege und Haushaltshilfe sparen können.[45]

Neuropsychiatrie

Der durchgreifende Effekt des Hundes auf die Psyche des Menschen bezieht sich nicht nur auf gestresste oder verhaltensgestörte Personen, sondern reicht bis zu einer Verbesserung des Zustandes bei Depression, Angst, Schizophrenie, psychotischen Zuständen, Missbrauch, Entwicklungs- und Persönlichkeitsstörungen, darunter auch Autismus-Spektrum-Störungen.[46]

Obwohl auch andere Tiere als Hunde bei psychischen Leiden therapeutisch angewendet werden können, wird der Hund wegen seines überlegenen Trainingspotentials und seiner pro-sozialen Natur bevorzugt.

Neben der Freundschaft und der Bindung, die wir mit einem Hund knüpfen, liefert er uns auch signifikante sensorische Inputs (Sinnesstimulation), pro-soziale Aktivitäten, emotionale Unterstützung und Verhaltensregulierung. Aus diesem Grund stellt ein Hund für seinen Besitzer eine ebenso kapable Bezugsfigur dar wie eine andere Person. Er löst eine verbesserte psychologische und mentale Gesundheit aus, da er Ängste und banges Empfinden reduziert und unser Selbstwertgefühl, unseren Mut, unsere mentale Aktivität, unsere Laune, Selbstsicherheit, Lebensqualität, Umgänglichkeit und Geborgenheit sowie eine Reihe psychosozialer Funktionen verbessert.[47] Es gibt daher weniger psychiatrische Diagnosen und psychische Probleme unter Hundebesitzern als unter Personen ohne Haustier.[48]

Einen Hund zu haben wirkt in erster Linie schützend gegen einige ganz grundsätzliche Zustände in unserer modernen Gesellschaft wie z.B. Depression, Angst, Stressreaktionen und dem Gefühl von Einsamkeit. Diese vier Zustände sind an sich Risikofaktoren für die Entwicklung einer schlechten psychischen und physischen Gesundheit, weshalb die Rolle des Hundes kaum überwertet werden kann. Dies erklärt u. a., warum der Hund unsere Fähigkeit verbessert, ernsthafte somatische (körperliche) Krankheiten einschließlich z.B. Herzkrankheiten und Krebs zu widerstehen und zu überleben, so wie es in den folgenden Kapiteln beschrieben wird.[49]

Der Effekt des Hundes auf unseren psychosozialen und emotionalen Zustand erreicht aber auch über die alltägliche Lebensqualität hinausgehende Dimensionen: So ist die Überlebensrate von Hundebesitzern nach einem Herzinfarkt (akuter Myokardinfarkt) vielfach größer ist als die der Kontrollpatienten, d.h. die ohne Hund oder mit anderen Tieren leben.[50]

Dieser Effekt ist nicht nur bei Herz-Kreislauf-Erkrankungen relevant, da soziale und psychologische Faktoren Einfluss auf unsere Widerstandskraft und generelle Genesungsfähigkeit nach Krankheiten haben. Die Anwesenheit eines Hundes in unserem Leben beinhaltet daher ein bisher noch nicht ausgeschöpftes Potenzial für Gesundheit und Wohhlbefinden.[51] Dieser Aspekt ist insbesondere für die psychischen Leiden interessant, da die größte Einflussnahme des Hundes auf uns Menschen anscheinend über Mechanismen im menschlichen Gehirn erfolgt.[52]

Wie in Kapitel 2 beschrieben, hat der Hund eine signifikant entspannende Wirkung sowohl auf gesunde Menschen als auch auf Patienten mit Krankheiten im Gehirn, in der Seele, mit Herz-Kreislauf-Leiden oder mit Krebskrankheiten.[53] Stress geht vom Gehirn und von der Seele aus, und unbehandelter Stress kann ultimativ Krankheiten verursachen, weil hohe Konzentrationen von zirkulierenden Stresshormonen die Immunabwehr und das Nervensystem zerstören. Der Effekt des Hundes auf Stress ist deshalb auch in diesem Abschnitt ein vorherrschendes Thema.

Der Einfluss des Hundes auf das Gehirn und auf die Seele wird durch wissenschaftliche Untersuchungen bestätigt, die darlegen, wie die Interaktion mit einem Hund auf eine Reihe von neuropsychiatrischen, elektrophysiologischen, neurobiologischen und biochemischen Mechanismen einwirkt: So beispielsweise auf die Hirnaktivität in den Frontallappen, die Impulsleitung in spezifischen Neuronen und die Konzentrationen von Botenstoffen und Hormonen.[54] Die Veränderungen, die nachstehend im Einzelnen beschrieben werden, erfolgen als Resultat unserer Interaktion mit einem Hund, egal, ob es unser eigenes Haustier oder ein professioneller Therapie- oder Besuchshund ist. Dieses wird außerdem von den vielfältigen Fähigkeiten des Hundes unterstützt, psychisch Erkrankten oder entwicklungs- und verhaltensgestörten Patienten zu helfen. Er kann zahlreiche kognitive, emotionale, psychosoziale und motorische Funktionen beeinflussen, die zu einer verbesserten neuropsychiatrischen Gesundheit führen.[55]

Angst

Eine große Anzahl von AAT-Studien hat gezeigt, dass Therapiehunde Angst, Phobien und Kummer bei hospitalisierten Patienten mit unterschiedlichen psychiatrischen Diagnosen reduzieren können.[56] So kann eine einzige 30-minütige Session mit einem Therapiehund die Angstreaktionen bei Patienten mit Psychosen, Schizophrenie, affektiven Leiden und anderen psychischen Zuständen mindern.[57] Wenn eine 30-minütige AAT-Sitzung mit einer Kontrollsituation in Form von therapeutischer Erholung verglichen wurde, konnte der Hund die psychotische Angst doppelt so effizient reduzieren wie bei der Kontrollsituation.[58] Die Ergebnisse von AAT zeigen auch, dass schon 15 Minuten Hundegesellschaft deutlich weniger Angstzustände bei psychisch Kranken zufolge haben, wenn sie sich einer Elektroschock-Behandlung unterziehen müssen.[59] So kann ein Hund also die Unruhe und den Schrecken der Patienten vor geplanten ärztlichen Eingriffen oder Behandlungen wie z.B. Elektroschock, was bei den meisten mit etwas Unangenehmem verbunden wird, reduzieren. In diesem Zusammenhang ist es interessant, dass die Einschaltung eines Hundes generell das Verhältnis zwischen Therapeuten und Patienten verbessern kann. Das ist in der Psychiatrie von großer Bedeutung ist, da diese oft dadurch geprägt ist, dass die Patienten großes Misstrauen in das Behandlungssystem haben.[60]

Depressionen

Depressionen sind heute eine der größten Herausforderungen im Gesundheitswesen geworden, und klinische Untersuchungen zeigen, dass ein Hund die Symptome mindern kann.[61] So haben Depressionen laut WHO einen sehr großen Anteil am gesamten globalen Krankheitsbild und werden im Jahr 2020 die zweithäufigste Ursache für die gesamte Krankheitsbelastung in der Welt sein.[62]

Eine umfangreiche Untersuchung hat gezeigt, dass Hunde die Belastung bei sehr tragischen Umständen wie z.B. dem Tod eines nahen Angehörigen reduzieren können, da sie eine Depression mildern können.[63] Es ist auch berichtet worden, dass der Hund das Vorkommen von Depressionen bei AIDS-Patienten reduziert, und je einsamer die Patienten sind, umso größer wird der Effekt.[64] Auch bei älteren Menschen, die im Pflegeheim wohnen, kann einer Depression durch den Besuch eines AAA-Hundes für nur 30 Minuten je Session entgegengewirkt werden.[65] Dieses wird von anderen Studien bestätigt, die gezeigt haben, dass ein Besuchshund die Laune bei Pflegeheimbewohnern erheblich verbessern und eine Depression reduzieren kann.[66] Außerdem hat eine italienische Forschergruppe nachgewiesen, dass die Anwesenheit eines Hundes in einem Behandlungsraum, in dem Krebspatienten eine Chemotherapie erhalten, eine Reihe von psychischen und physischen Gesundheitsvorteilen bewirken kann. So konnte die Anwesenheit eines Hundes während der Chemotherapie das Vorkommen von Depression reduzieren, die Symptome der Krankheit mindern (somatische Symptome) und die Oxidationsfähigkeit verbessern.[67] Die Krebspatienten sollten eine mehrwöchige chemotherapeutische Behandlung durchstehen. Es wundert nicht, dass ein solches Behandlungsregime die Psyche und die Lebensqualität der Patienten beeinflusst, weshalb die Fähigkeit des Hundes, eine bedingungslose soziale Unterstützung, Nähe, Liebe, Geborgenheit und Freude zu leisten, eine entscheidende Wirkung haben kann.[68]

Im Zusammenhang mit der Wirkung des Hundes auf Depressions- und Angstleiden ist, wie bereits erwähnt, beschrieben worden, dass Hunde auch posttraumatischen Belastungsstörungen (PTSD) entgegenwirken, was unter anderem bei aus

Kriegsgebieten zurückgekehrten Soldaten nachgewiesen wurde.[69] Außerdem haben die AAI-Programme einen nützlichen Effekt auf die Rehabilitation von Personen, die anderen traumatischen Erlebnissen wie z.B. sexuellem Missbrauch oder gewaltsamen Überfällen ausgesetzt waren. Auch dies ist im Zusammenhang mit der antidepressiven und angstdämpfenden Einwirkung des Hundes zu sehen.[70]

Schizophrenie

Vor mehr als 50 Jahren beschrieb der amerikanische Pionier in der Behandlung von Schizophrenie, Dr. Harold Searles, die nützliche Bedeutung des Hundes für schizophrene Patienten. Seine Fähigkeit, Hingabe, Empathie und psychosoziale Unterstützung zu vermitteln und somit dem Patienten zu helfen, die Selbstkontrolle zu bewahren und den Realitätssinn nicht zu verlieren, ist hier entscheidend.[71] Seitdem hat eine Reihe von Studien die Ergebnisse weiter verfolgt. In einer klinischen Studie von psychisch erkrankten Patienten mit Schizophrenie und schizophrenen Psychosen untersuchte man den Effekt einer einzelnen 30-minütigen AAT-Session, deren Wirkung mit einer Kontrollsituation ohne Hund (therapeutische Erholung mit Musik, Kunst, Vorträgen oder ähnlicher Aktivität) verglichen wurde. Die Ergebnisse zeigten, dass die psychotischen und schizophrenen Patienten, die 30 Minuten in der Gesellschaft eines Hundes verbrachten, im Vergleich zur Kontrollgruppe eine signifikante Reduktion ihrer angstbezogenen Symptome erlebten.[72] Der Effekt war so groß, dass von einer Halbierung der Symptome der psychotischen und schizophrenen Patienten die Rede war. Die Verfasser schrieben diesen Erfolg der Fähigkeit des Hundes zu, den Fokus der Patienten von den eigenen Symptomen abzulenken sowie das allgemeine Gefühl von Geborgenheit und Unterstützung zu vermitteln. Hierzu trägt auch der Effekt bei, dass man einen Hund berührt oder streichelt, da schon diese einfache Handlung an sich Stressreaktionen, Blutdruck und Puls senkt und einen beruhigenden Effekt auf den Menschen induziert.[73]

> Die Interaktion mit einem Hund wirkt grundsätzlich beruhigend, aber wenn Sie den Effekt optimieren möchten, ist es interessant zu wissen, dass die Berührung eines Hundes stärker beruhigend ist als das Reden mit dem Hund oder ihn sowohl zu berühren als auch mit ihm zu reden.[74]

Schizophrene und Patienten mit schizophrenen Psychosen können mithilfe eines Hundes eine lange Liste von signifikanten Verbesserungen der Krankheit erreichen. Untersuchungen haben gezeigt, dass der Hund mehrere verschiedene psychische Parameter verbessert. Die herausragenden davon sind: verbessertes soziales Verhalten, schnellere Reintegration in die Gesellschaft, weniger Apathie, normalisiertes Lustgefühl (weniger Anhedonie), mehr adaptive Reaktionen gegenüber anderen, höhere Lebensqualität, mehr Engagement und mehr Motivation.[75]

Schizophrenie wird sowohl durch positive Symptome (z.B. Halluzinationen und Gedankenstörungen) als auch durch negative Symptome definiert, die aus fehlender Lust/Engagement/Initiative (Anhedonie) und fehlenden soziemotionellen Reaktionen bestehen, weil sie weder auf herkömmliche pharmazeutische noch auf psychologische Behandlungen ansprechen. Deshalb ist es besonders interessant, dass schon eine einzige Wochenstunde mit einem Therapiehund über einen zehnwöchigen Zeitraum ausreicht, um eine signifikante Verbesserung der negativen Symptome der schizophrenen Patienten zu erreichen.[76]

Alles in allem haben mehrere Studien bestätigt, dass Hunde, sowohl unter AAT/ AAA-Regie als auch als reine Kuscheltiere, bei den Krankheitssymptomen von Schizophrenen Abhilfe leisten können. So ist es mittlerweile verbreitetes Wissen, dass die Besitzer von Tieren eine Menge mentaler Vorteile im Vergleich mit den Patienten erzielen, die kein Tier haben.[77]

Entwicklungsstörungen

Eine besondere Gruppe von Patienten, die maximal durch den Einfluss des Hundes auf Psyche und Verhalten profitieren kann, besteht aus Kindern und Jugendlichen mit Entwicklungsstörungen, Verhaltensproblemen und ähnlichen neuropsychiatrischen Schwierigkeiten, insbesondere Autismus-Spektrums-Störungen, die Autismus und Asperger-Syndrom umfassen.[78] Bei diesen Zuständen funktionieren Teile des Gehirns oder gewisse Hirnfunktionen nicht normal, weshalb Verhaltensabweichungen unterschiedlichen Schweregrads entstehen.

Autismus und autismusbezogene Leiden sind durchgehend einschneidende Entwicklungsstörungen mit Kommunikations- und Sprachstörungen sowie nicht-sozialem Verhalten, das von Ritualen, Stereotypen und eigenartigen Interessen geprägt ist. Es gibt verschiedene Schweregrade von Autismus-Spektrums-Störungen, aber generell haben Patienten gemeinsam, dass sie Schwierigkeiten mit sozialen und emotionalen Fähigkeiten sowie mit der Vorstellungs- und Kommunikationsfähigkeit haben.[79] Es wird angenommen, dass die Probleme eine Abwesenheit von *Theory of Mind*, widerspiegeln, d.h. der intuitiven und empathischen Fähigkeit, zu erahnen, was andere Individuen denken und fühlen.[80]

Außerdem hat man entdeckt, dass Kinder mit Autismus einen reduzierten Oxytocin-Spiegel im Blut haben. Anstelle normalen Oxytocins sind einige modifizierte Oxytocinmoleküle vorhanden, die länger geformt sind, anders aussehen und damit nicht dem normalen Oxytocin entsprechen.[81] Dies hängt damit zusammen, dass Menschen mit Autismus eine Veränderung in demjenigen Teil des Gehirns haben (Hypothalamus), der Oxytocin produziert.[82] Oxytocin vermittelt normalerweise Empathie und fördert prosoziales Verhalten unter Individuen. Ein Mangel dieses Stoffes bewirkt deshalb eine reduzierte Fähigkeit zu Empathie und zum Einfügen in soziale Gemeinschaften. Aus dem gleichen Grund gibt es gegenwärtig Patentanträge und Untersuchungen mit dem Ziel, eine Oxytocin-Behandlung (Hormonsupplement) für Autismus, autismusähnliche Zustände und andere soziale Störungen wie z.B. krankhafte Schüchternheit zu entwickeln.[83]

Eine Forschergruppe der Universität Stanford hat nachgewiesen, dass eine Oxytocin-Behandlung über ein Nasenspray bei sozialer Angst und Sozialphobien bei Männern Abhilfe leisten kann, die unter dem sogenannten *Fragile X Syndrom* leiden, einer angeborenen, genetisch bedingten Krankheit, die autismusähnliche Symptome, fehlende Empathie und asoziales Verhalten verursacht.[84] Aufgrund der sozio-emotionalen Schwierigkeiten und des asozialen Verhaltens, das an Autismus geknüpft ist, haben Kinder mit Autismus sehr große Schwierigkeiten, mit ihrem Umfeld umzugehen und zu agieren, weshalb Einsamkeit, Depression und soziale Isolation an der Tagesordnung sind. Ein Beispiel für das nicht-soziale Verhalten ist, dass sich Menschen mit Autismus vom Gähnen anderer nicht anstecken lassen, so wie es normalerweise bei Menschen ohne Autismus der Fall ist.[85]

Zahlreiche experimentelle Forschungsergebnisse haben gezeigt, dass fehlende soziale Stimulation und Interaktion mit Artgenossen während des Heranwachsens hirnbezogene Mängel zufolge hat, unter anderem in demjenigen Teil des Gehirns, der den Gehörsinn beherbergt.[86] Dies ist relevant bei Autismus, weil sich herausgestellt hat, dass die Stimmwiedererkennung im Gehirn und die hirnbezogene Verarbeitung der gesprochenen Sprache bei Menschen mit Autismus defekt sind, wohingegen nichtvokale (nicht-stimmliche) Töne normal erkannt werden.[87] Dieser Befund spiegelt die sozio-emotionalen Schwierigkeiten von Menschen mit Autismus wider, denn sozialer Kontakt setzt voraus, dass man verbale Informationen von Mitmenschen verstehen und sozial auf sie reagieren kann.

Ein großer Vorteil des Hundes ist, dass er ohne verbale Sprache kommuniziert und sich taktiler und visueller Informationen, Körpersprache und dem

Geruchssinn bedient.[88] Deshalb hat der Hund die Möglichkeit, Menschen mit Autismus zu erreichen und mit ihnen auf seine ganz eigene Art zu kommunizieren, die für die meisten anderen Menschen (ohne Autismus) sehr schwer praktizierbar oder einfach zu zeitaufwendig ist.

Die Einwirkung des Hundes kann für Kinder mit Autismus-Spektrums-Störungen von großem Nutzen sein, weil der Hund eine soziale Unterstützung und Kontaktform entwickelt und damit eine bessere Zusammengehörigkeit, ein besseres Selbstwertgefühl und eine bessere Zugehörigkeit auslösen kann.[89] So haben entwicklungsgestörte Kinder großen Nutzen vom Zusammensein mit einem Hund. Beispielsweise haben Forscher den Effekt einer 15-minütigen wöchentlichen Therapie mit einem Hund, einem Spielzeugball oder einem künstlichen Hund (Spielzeughund) untersucht. Die Untersuchung zeigte, dass der Hund nach der 15-wöchigen Versuchsperiode das Verhalten, die Kommunikation, die sozialen Interaktionen, die Laune und die Fähigkeit in einem Gespräch zu fokussieren, verbesserte.[90]

Des Weiteren ist beschrieben, wie ein AAA-Hund auf Kinder mit dem stereotypen und aggressiven Verhalten der Autismus-Spektrums-Störungen einwirkt und ihre sprachlichen und sozialen Funktionen verbessert.[91] Untersuchungen haben auch gezeigt, dass Menschen mit Autismus große Freude dadurch erleben, einen Servicehund zugeteilt zu bekommen, der in die Familie integriert wird. Ein Servicehund kann u. a. die Sicherheit im Alltag verbessern, indem er das Verhalten und die Motorik von Menschen begleitet und kontrolliert, beispielsweise im Verkehr. Der Servicehund erleichtert außerdem sozialen Kontakt und Kommunikation mit der Umwelt.[92]

Weil ein Hund von seinen Menschen abhängig ist, kann allein der Umgang mit ihm dazu beitragen, dass Kinder mit Autismus etwas über die Bedürfnisse und die Gefühle anderer lernen. Damit wird eine soziale Bindung zwischen dem Hund und den Kindern geschaffen. Wenn erst eine Bindung zu dem Hund geknüpft ist, so haben Studien gezeigt, kann diese auch auf andere Individuen übertragen werden. So bekommen Kinder mit Autismus durch einen Hund eine einmalige Chance, besseren sozialen Kontakt zu ihrer Umgebung und nicht zuletzt mit anderen Menschen zu schaffen.[93]

Ursprünglich war es die amerikanische Forscherin Joan F. Goodman von der University of Pennsylvania, die zusammen mit dem Kollegen L. A. Redefer eine Pionierarbeit auf dem Gebiet der Anwendung von Therapiehunden in der Behandlung und in dem Umgang mit Autismus-Spektrums-Störungen leistete. Die beiden beschrieben schon vor 23 Jahren, wie Hunde für Kinder die multisensorischen Störungen und sozialen Schwierigkeiten des Autismus kompensieren können. Deshalb können sich Menschen mit Autismus-Spektrums-Störungen sozio-emotional auf einen Hund beziehen und das Gefühl bekommen, wertgeschätzt und gleichberechtigt zu sein, obwohl das soziale und verbale Zusammenspiel mit anderen Menschen schwierig ist. Seit dieser Pionierarbeit hat nicht zuletzt die Arbeit mit Therapiehunden und Autismus von Dr. Temple Grandin zu unserem tieferen Verständnis beigetragen, u. a. weil sie, Temple Grandin, selbst an Autismus leidet.[93]

Alles in allem begründet die Forschung die guten Ergebnisse mit Autismus damit, dass sowohl Hunde als auch Menschen mit Autismus über andere Kanäle kommunizieren als über die gesprochene Sprache. Beide nutzen die Körpersprache, nonverbale Signale und taktile Informationen, wohingegen die Verbalsprache und ähnliche akustische Stimuli nicht die gleiche Bedeutung haben.[94]

Vor diesem Hintergrund hat der Hund einen möglichen Zugang zu Menschen mit Autismus geöffnet, und man kann behaupten, dass diese Menschen in Wirklichkeit einen sinnvolleren Dialog und eine bessere Kommunikationsstrategie gegenüber dem Hund gewählt haben als diejenigen Menschen, die ihre lieben Haustiere stets mit vielen Worten überschütten.

Schmerzen

Wenn im Körper oder in der Psyche etwas schief gelaufen ist, wird es meistens in Form von Schmerzen erlebt. Sie sind ein Signal dafür, dass wir reagieren sollten, egal ob der Grund für den Schmerz etwas Vorübergehendes, Banales, Chronisches oder ein Zeichen für eine ernsthafte Krankheit oder gar Krebs ist. Schmerzen können ein Leiden an sich oder ein Zeichen für eine andere, dahinterliegende Krankheit sein.

Wir alle haben irgendwann einmal Kopfschmerzen gehabt. Glücklicherweise ist es meistens ein vereinzelter, vorübergehender Kopfschmerz, dessen Ursache z.B. zu viel Arbeit, Stress, zu viel Alkohol, Flüssigkeitsmangel (nicht-alkoholisch), Lärm oder Schlafmangel ist. Aber Kopfschmerzen können auch eine Krankheit in Form von Migräne oder sogenannten Spannungskopfschmerzen sein, die relativ verbreitet sind. Durch Anspannung ausgelöste Kopfschmerzen sind ein sehr häufiger Zustand, der von schlechten Arbeitsbedingungen, nicht sinngemäßer Ergonomie und ähnlichem hervorgerufen wird.

Für einige wird aus Schmerzen im Kopf oder im Bewegungsapparat ein chronischer Zustand, der sehr schwer zu behandeln sein kann. Überhaupt gibt es ausreichend Bedarf dafür, dass das Gesundheitswesen zukünftig chronische Schmerzpatienten besser erfassen und behandeln können sollte. Eines der Probleme mit schmerzstillenden

Medikamenten sind inakzeptable Nebenwirkungen. Für einige der Medikamente gilt außerdem, dass sie auch zu Abhängigkeit führen. Jede Form der Schmerztherapie, die Probleme mit ungewollten Wirkungen und mit der Abhängigkeit vermeidet, ist deshalb willkommen. In diesem Zusammenhang hat der Hund ein großes medizinisches Potenzial.[95]

Wenn wir mit einem Hund zusammen sind, fangen wir an, eine Reihe von Substanzen auszuschütten, die im Gehirn eine direkt schmerzstillende und beruhigende Wirkung haben – hierunter Endorphine, die im nächsten Abschnitt detaillierter beschrieben werden.[96]

Ein Hund kann unsere Schmerzen wie z.B. Kopf-, Magen- und Rückenschmerzen sowie Gliederschmerzen reduzieren, was an Menschen nachgewiesen ist, die vor und nach dem Erhalt eines Hundes untersucht wurden. Schon einen Monat nach Ankunft des Hundes gab es bei Hundebesitzern eine bedeutende Reduktion der Schmerzen in Kopf, Körper und Bewegungsapparat und der schmerzstillende Effekt des Hundes hielt während der ganzen Dauer der Studie an. Außer dem Vergleich der Schmerzen der Hundebesitzer vor und nach der Anschaffung des Hundes wurde der schmerzstillende Effekt des Hundes auch mit einer Kontrollgruppe verglichen: Diese Menschen besaßen andere Haustiere, aber ihre Ergebnisse konnten sich in Bezug auf die gleiche, lange andauernde Schmerzminderung nicht mit denen der Hundebesitzer messen.[97] Dies wurde auch bei anderen Untersuchungen bestätigt, die zeigten, dass die Gesellschaft eines Hundes in einem Pflege- und Rehabilitationsheim einen Teil der medikamentösen Schmerzbehandlung ersetzen kann. Das Zusammensein mit dem Therapiehund hatte eine signifikante Reduktion des Bedarfs an schmerzstillenden Tabletten zur Folge.[98]

Der schmerzstillende Effekt eines Therapiehundes (ein Springerspaniel) wurde in Minnesota an hospitalisierten Kindern und Jugendlichen im Alter von 3-17 Jahren untersucht. Die Ergebnisse zeigten, dass der Hund bei Kindern und Jugendlichen die Schmerzen mit einer hoch signifikanten Effektivität reduzierte. Sie war vier Mal größer als bei der Kontrollgruppe, die lediglich entspannen durfte. Es dauerte nur 15 Minuten in Begleitung des Hundes, bevor der schmerzstillende Effekt eintrat. Dieser entsprach in der Stärke einer medikamentösen Behandlung von Erwachsenen mit einem Schmerzmittel wie z.B. Panodil +/- Kodein. Es gab sogar Fälle, in denen der Effekt des Hundes nicht nur schmerzlindernd war, sondern die Schmerzen völlig verschwanden, obwohl kein schmerzstillendes Medikament gegeben wurde.[99]

In einer Kinderklinik in San Diego in den USA mit frisch operierten Kindern und Jugendlichen im Alter von 5-18 Jahren untersuchte man ebenfalls den schmerzreduzierenden Effekt eines Hundes (ein West Highland White Terrier). Die Ergebnisse zeigten, dass der Hund eine hoch signifikante Wirkung auf postoperative Schmerzen sowohl physischer als emotionaler Art hatte. In Verbindung mit der Studie kam heraus, dass die meisten Patienten den Hund als positive Ablenkung von den Schmerzen betrachteten. Das stimmt mit der Feststellung überein, dass das menschliche Gehirn, wie wir schon früher gesehen haben, tierspezifische Neurone enthält, d.h. Hirnzellen, die beim Anblick eines Tieres aktiviert werden.[100] Diese Zellen tragen dazu bei, unsere Aufmerksamkeit von allem anderen abzulenken, wenn wir ein Tier sehen. Dies erklärt auch das Erlebnis der Patienten, dass der Therapiehund den Fokus vom Schmerzempfinden weglenken und eine deutliche Linderung der postoperativen Schmerzen bei Kindern und Jugendlichen auslösen kann.[101] Der Besuch des Therapiehundes wurde als eine effektive, schnelle und sichere Methode eingeschätzt, um den Bedarf der Kinder an stark schmerzstillenden Mitteln wie z.B. Morphium, das ernsthafte Nebenwirkungen haben kann, zu reduzieren.

In einer neueren Studie an chronischen und nicht hospitalisierten Schmerzpatienten hat Dawn A. Marcus, Ärztin und Professorin an der Universität in Pittsburgh, untersucht, ob ein im Wartezimmer sitzender und den Patienten Gesellschaft leistender Therapiehund eine schmerzlindernde Wirkung hatte. Die Kontrollgruppe wartete in einem Raum ohne Hund. Der Effekt des Hundes war sehr überraschend: Seine bloße Anwesenheit im Wartezimmer löste eine massive Schmerzreduktion aus, die stärker war als eine typisch medikamentöse Schmerzreduktion. Außerdem hatte der Hund erreicht, dass chronische Schmerzpatienten, wie z.B. von Fibromyalgie geplagte, eine Schmerzreduktion, bessere Laune, weniger Stress und verbessertes Wohlbefinden erzielten. Der Effekt des Hundes dauerte länger als die Wartezeit mit dem Hund. Die Kontrollgruppe erlebte keine Schmerzreduktion, eher im Gegenteil. Einige der Kontrollpersonen erlebten eine Verschlechterung der Schmerzen im Laufe der Wartezeit.[102] Die Studie zeigte auch, dass der Hund eine markante Verminderung der Angst, der Depression und der Müdigkeit der chronischen Schmerzpatienten bewirkte.

Die Mechanismen hinter dem Effekt des Hundes sind teils kognitiver, teils biochemischer und teils physiologischer Art, wie wir im nächsten Abschnitt sehen werden. Abschließend sei angemerkt, dass eine pharmazeutische Schmerzbehandlung für viele Menschen zu weiteren Problemen führt, weil der größte Teil der verfügbaren Medikamente häufig ernsthafte Nebenwirkungen hat. Die Nebenwirkungen der leichteren Schmerzmittel wie z.B. Ibuprofen, Acetylsalicylsäure, Piroxicam und Diclofenac u. a. umfassen Magengeschwüre, Magenschmerzen, Neigung zu Blutungen, Tinnitus, Übelkeit, Schwindel, Ödeme, Allergie, Hautausschlag, nur um einige Beispiele zu nennen.

In der Gruppe der opioiden Schmerzmittel wie z.B. Morphium, Kodein, Tramadol, Buprenorphin und Oxycodon, die gegen moderate bis starke Schmerzen sowohl akuter als chronischer Art verabreicht werden, umfassen die Nebenwirkungen Übelkeit, Erbrechen, Verstopfung, Benommenheit, Kopfschmerzen, Schwindel, Kraftlosigkeit, Appetitlosigkeit, Schüttelfrost, Unwohlsein, Mundtrockenheit, Magenschmerzen, Atembeschwerden, Angst, Depression, Konfusion, Halluzinationen, Nervosität und Hautausschlag. Und dabei ist diese Liste ist nicht einmal erschöpfend, sondern umfasst nur die am häufigsten auftretenden Nebenwirkungen. Aus diesem Grund sollte man

Arzneimittel gegen Schmerzen nicht kritiklos einnehmen – schon gar nicht die letzteren Typs, da Morphiumpräparate eine Abhängigkeit auslösen. Zum Vergleich sind beim Hund Nebenwirkungen so gut wie gar nicht vorhanden, und da der Effekt des Hunden auf Schmerzen in den erwähnten Untersuchungen mindestens einer Medikamentendosis für Männer in Standardhöhe entspricht, ist es schwer zu verstehen, dass in vielen Ländern Hunden der Zutritt zu den Patienten der Schmerzkliniken untersagt ist.

Die Wirkungsmechanismen des Hundes im Gehirn und in der Seele

Studien haben gezeigt, wie die Interaktion mit einem Hund auf unser Gehirn und unsere Seele einwirkt. Dabei ist von mehreren verschiedenen Wirkungsmechanismen die Rede, die sowohl spezifische neuroanatomische Regionen als auch neuronale Zelltypen, neurochemische Moleküle, Signalwege und Neurohormone mit einbeziehen.

Die Gesellschaft eines Hundes steigert daher die Hirnaktivität deutlich, und zwar insbesondere im Großhirn und im Kortex der Frontallappen.[103] Gleichzeitig verändert der Hund auch die Konzentration von neurochemischen Botenstoffen und bestimmten Hormonen, die eine große Bedeutung für Gehirn und Seele haben.[104] Diese Veränderungen finden immer statt, wenn wir Zeit mit einem Hund verbringen, egal, ob es sich dabei um unser eigenes Haustier oder einen professionellen Therapie- oder Besuchshund handelt.[105]

Mithilfe einer Analysemethode namens Nahinfrarotspektroskopie (NIRS) ist gezeigt worden, dass die Hirnaktivität im Kortex der Frontallappen gesteigert wird, wenn wir mit einem Hund zusammen sind.[106] Ein Therapiehund bewirkt sowohl neurophysiologische als auch biologische Aktivitäten in großen Teilen des präfrontalen Kortex, der sich in den Frontallappen befindet. Dies ist besonders interessant in Verbindung mit verschiedenen psychischen Leiden, vor allem mit Depressionen, weil das von einer Depression betroffene Gehirn eine reduzierte Aktivität im präfrontalen Kortex aufweist. Die Fähigkeit des Hundes, Hirnzellen in dieser Region neu zu starten oder zu reaktivieren, erscheint deshalb sinnvoll und medizinisch relevant.[107]

Weil der präfrontale Kortex zu komplexen, übergeordneten zerebralen Prozessen einschließlich Kognition, Planung, Urteilsvermögen, Entscheidungen, sozialer und emotionaler Kontrolle, passendem sozialem Verhalten und Persönlichkeit beiträgt,[108] kann eine sinnvolle Aktivitätsänderung in diesem Hirnbereich vermutlich auch in Verbindung mit anderen Sinnesleiden, Neurosen oder Persönlichkeitsstörungen Anwendung finden.

Wenn wir sensorische Inputs vom Körper (endogene Signale) oder auch von der Umwelt (exogene Signale) empfangen und verarbeiten, ist es unter anderem die neurale Aktivität in der Amygdala, die über unsere emotionale Reaktion und unser Verhalten entscheidet. Inwieweit wir das Verhalten oder den Gesichtsausdruck einer anderen Person als bedrohlich oder unbedrohlich einstufen, ist das Ergebnis einer der Amygdala entspringenden Hirnaktivität, bevor unser Bewusstsein die Umstände registriert. Das gleiche gilt für unsere gesamte Persönlichkeitsstruktur: Die Neurophysiologie und die Neurobiochemie der Amygdala von Menschen, die generell besorgt, ängstlich, unruhig und nervös sind, unterscheidet sich sehr von derjenigen von Menschen, die furchtlos, selbstsicher und ausgeglichen sind.[109]

Die Amygdala ist ein abgegrenztes Gebiet im limbischen System, das besonders für emotionale Reaktionen zuständig ist. So ist die Amygdala bei starken Gefühlsausbrüchen wie z.B. Furcht, Panik und Aggression einbezogen.[110] Wenn etwas Aufregendes und Schreckliches passiert, reagieren wir sehr unterschiedlich, aber in allen Fällen, in denen wir stress- oder panikähnliches Verhalten zeigen, ist es die Amygdala, die das gesamte neurobiologische Orchester dirigiert und den *Fight or Flight*-Zustand hervorruft. Die Amygdala übernimmt damit eine Hauptrolle neben dem Hypothalamus und der Ausscheidung von CRH und ACTH durch die Hypophyse, die Stresshormone von den Nebennieren in die Blutbahn freigibt.[111] Eine abnorme Aktivität in der Amygdala lässt sich auch bei einer Reihe psychischer Erkrankungen wie z.B. Angststörungen einschließlich Panikattacken, aber auch bei Depression und Persönlichkeitsstörungen beobachten.[112]

Auch wenn wir mit einem Hund zusammen sind, geschehen Veränderungen in der Amygdala. Unter anderem erhöht die Gesellschaft des Hundes die Ausscheidung von Oxytocin, das an sich einen dämpfenden Effekt auf die Amygdala und ihre Aktivierung des *Fight or Flight*-Zustands hat. Dies erklärt den Mechanismus hinter der entspannenden und beruhigenden Wirkung der Anwesenheit eines Hundes auf Menschen.[113]

Neben diesem Wirkungsmechanismus hat eine Forschungsstudie neues Licht auf die bisher unbekannten Funktionen der Amygdala geworfen und darauf, wie diese vom Hund beeinflusst werden. Wie bereits erwähnt, wurde nachgewiesen, dass die Amygdala in der rechten Hirnhälfte besonders tierempfindliche Neurone enthält, die vor allem dann aktiviert und engagiert werden, wenn wir ein Tier sehen. Diese Studie, die in der sehr angesehenen Zeitschrift *Nature Neuroscience* veröffentlicht wurde, zeigte außerdem, dass diese rechtsseitige Hirnreaktion auf ein Tier interessanterweise unabhängig von unserem emotionalen Zustand und unserem Aufmerksamkeitsvermögen stattfindet.[114] Dass das menschliche Gehirn eine Gruppe von Zellen besitzt, die nur in einer Hirnhälfte vorkommen und die unserer Interaktion und Observation von Tieren vorbehalten sind, spiegelt sowohl die evolutionär wichtige Rolle wider, die Tiere in unserem Leben stets gespielt haben als auch die sogenannte Biophilie-Hypothese (siehe unten).[115]

Dass die tierspezifischen Neuronen nur auf der rechten Seite vorkommen, ist auf verschiedene Verhältnisse zurückzuführen, u. a. darauf, dass es die rechte Hirnhälfte ist, die auf unerwartete, aber wesentliche Überraschungen reagiert, die von Bedeutung für unser Handeln und Überleben sind. Die Amygdala führt also auch noch andere Funktionen aus als nur die Alarmierung und Aktivierung des sympathischen Nervensystems und dessen *Fight or Flight*-Reaktion. Dies zeigt sehr schön, wie in der modernen Hirnforschung ständig die Grenzen verschoben werden und das Wissen ausgebaut wird. Das Beispiel enthüllt jedoch auch, dass unsere Kenntnisse von der Komplexität des Menschengehirns in Wirklichkeit noch relativ bescheiden sind.

Gemäß der Biophilie-Hypothese gibt es instinktive Bindungen zwischen Menschen und anderen Lebewesen, weshalb der Mensch eine angeborene Neigung besitzt, sich auf andere Tiere zu fokussieren und sich zu ihnen hingezogen zu fühlen. Im evolutionären Zusammenhang hatte unser Fokus auf Tiere eine große Bedeutung für unser Überleben, u. a. deshalb, weil das Wohlergehen der Tiere ein Indikator dafür ist, ob irgendwo eine Gefahr lauert. Lebewesen ziehen immer noch unsere Aufmerksamkeit auf sich, genau wie Tiere immer noch eine Bedeutung für unser Überleben haben. Vom Standpunkt der Biophilie-Hypothese aus betrachtet ist es deshalb ungünstig, dass immer mehr Menschen in industrialisierten Großstädten leben und immer weniger Möglichkeiten haben, sich der Natur und den lebenden Tieren zu widmen.

Wenn wir mit einem Hund interagieren, benutzen wir alle Sinne, insbesondere den Tastsinn und die visuellen Sinnesbahnen, die durch sensorische Nervenfäden und den Sehnerv Informationen an den Kortex des Gehirns und das autonome Kontrollzentrum des Nervensystems senden.[116] Dadurch, so nimmt man an, kann der Hund unser Nervensystem modulieren, sodass wir von einem Zustand der Ruhe, des Gleichgewichts und des Überblicks geprägt werden (dem parasympathischen Tonus).[117] Dies bedeutet, dass die Gesellschaft des Hundes zu einer Verhinderung des *Fight or Flight*- und des Stresszustandes beiträgt und damit die rationale Gedankentätigkeit (Kognition) vor emotionalen Ausbrüchen fördert.[118]

Der Hund trägt mit anderen Worten dazu bei, dass wir auf gut überlegte Art und Weise denken und rationalisieren können anstatt in einem rein gefühlsgesteuerten und gestressten Zustand zu enden.

Zu diesem Mechanismus gehört auch die angeborene Fähigkeit von Hunden und anderen Tieren, unsere Aufmerksamkeit abzulenken, was an sich einen psychischen und physiologischen Wechsel von Beruhigung und Entspannung bewirkt.[119] Dieser Wirkungsmechanismus wurde nicht neu entdeckt: Schon seit den 1950er Jahren ist bekannt, dass jeder Stimulus, der uns attraktiv vorkommt und deshalb unsere Aufmerksamkeit anzieht, eine beruhigende Wirkung auf den Körper hat. Es ist auch wohlbekannt, dass Ablenkungen, wie bereits früher erwähnt, dazu beitragen können, das Schmerzempfinden zu reduzieren und unsere Fähigkeit zum Umgang mit schmerzhaften Zuständen zu verbessern.[120]

Die vorliegenden Forschungsdaten deuten darauf hin, dass der beruhigende und entspannende Effekt des Hundes auf uns Menschen über einen neurobiologischen Mechanismus erfolgt, der sowohl Gehirn, Seele und Bewusstsein als auch das Verhalten umfasst. Zusätzlich hierzu gibt es noch eine Reihe von biochemischen und neurochemischen Wirkmechanismen, die den Effekt des Hundes auf Gehirn und Seele vermitteln, hierunter besonders auf Depression, Angst und Stress sowie auf andere psychische Leiden. In der Gesellschaft eines Hundes bilden wir schon nach 15 Minuten eine erhöhte Menge Oxytocin, Dopamin, Endorphin, Prolaktin und Beta-Phenylethylamin, die als Wohlfühlstoffe im menschlichen Hirn wirken.[121] Im Gehirn wirken diese Wohlfühlstoffe so, dass sie ein Gefühl von Ruhe, Zufriedenheit, Geborgenheit, Zugehörigkeit, Harmonie, Gleichgewicht, Freude und Schmerzfreiheit wecken.[122] Obwohl auch ein fremder Hund diese Wirkung schon nach 15 Minuten hervorrufen kann, gibt es trotzdem, wie wir früher schon gesehen haben, Unterschiede, da der eigene Hund eine besonders kraftvolle Wirkung hat. Wenn Versuchspersonen mit ihrem eigenen Hund zusammen sind, erreichen diese nach nur 1-5 Minuten eine maximale Steigerung des Wohlfühlstoffes Oxytocin.[123]

Oxytocin hat in letzter Zeit große Aufmerksamkeit erhalten, da sich die Funktionen dieses Stoffes als viel komplexer herausgestellt haben, als bisher angenommen. Im Gehirn wirkt Oxytocin angstdämpfend (anxiolytisch) und hungerdämpfend, außerdem fördert es pro-soziales Verhalten und das Knüpfen enger Bindungen an andere Individuen.[124] Wenn man die Regulierung von Oxytocin in Verbindung mit der Interaktion von Mensch zu Hund näher beobachtet, stellt sich heraus, dass die Oxytocinkonzentration die Qualität zwischen der Beziehung widerspiegelt, die der Hundebesitzer zu seinem Hund hat.[125] Je höher der Oxytocinspiegel, der in Verbindung mit der Interaktion generiert wird, desto enger und inniger ist die Bindung zwischen Hund und Besitzer.[126]

Oxytocin stimuliert unsere empathischen und sozialen Fähigkeiten und fördert gegenseitiges Vertrauen. Oxytocin ermöglicht uns, die Vertrauenswürdigkeit, die Glaubwürdigkeit und den Gesichtsausdruck anderer zu identifizieren, sodass wir ihre etwaige Empathie, Sympathie oder das Gegenteil entschlüsseln können. Mit anderen Worten ist Oxytocin der soziale Kleber, der uns zusammenhält. Damit ist es ein potenter Stoff, der entscheidend auf unser Gehirn, unser Gemüt, unsere Gefühle und unser Verhalten einwirkt.[127]

In einer schwedischen Doktorarbeit wurde, wie schon zuvor erwähnt, nachgewiesen, dass Oxytocin bei den Hundebesitzern, die ihren Hund küssen, in besonders großen Konzentrationen ausgeschieden wird. Je mehr Küsse am Tag, desto mehr Oxytocin ist beim Besitzer vorhanden.[128] Oxytocin bewirkt im Gehirn ein Gefühl von Geborgenheit, Innigkeit, Nähe, Glücksgefühl und Empathie.[129] Ein niedriger Oxytocinspiegel wird mit depressiven und von Angst geprägten Zuständen in Verbindung gebracht. Oxytocinmangel führt unter anderem zu einer Überaktivierung der Amygdala, des Fight and *Flight*-Zustands und des sympathischen Nervensystems.[130] Dass unser Oxytocinspiegel durch Hunde erhöht wird, ist darauf zurückzuführen, dass soziale Stimuli den mittleren (medialen) Teil der beiden Amygdalakerne im Gehirn aktivieren, wo eine Aktivierung der Oxytocin ausscheidenden Neuronen stattfindet.[131] Die Amygdala ist damit nicht nur ein Bereich, der das sympathische Nervensystem aktiviert, sondern sie hat auch bestimmte andere Funktionen.

Außer pro-soziales Verhalten zu schaffen kann Oxytocin unsere Lebensfreude und unser Glücksgefühl beeinflussen, da es die Menge des Serotonins im Gehirn erhöht. Serotonin ist der Stoff, der gern auch als „Glücksstoff des Gehirns" oder „Glückshormon" bezeichnet wird.[132] Serotonin hat eine zentrale Bedeutung für unsere Stimmungslage, weshalb eine unzureichende oder gestörte Serotoninsignalisierung im Gehirn eine der wichtigsten Ursachen für Depression und Lebensüberdruss ist.[133] Darüber hinaus hat Oxytocin eine Reihe weiterer interessanter und neuroprotektiver Effekte, u. a. den, dass es in ausreichenden Mengen die Stammzellen des Gehirns stimulieren und vor durch Stress ausgelösten Hirnschäden schützen kann.[134]

Die Fähigkeit des Hundes, die Ausschüttung von Oxytocin beim Menschen zu erhöhen, ist damit ganz wichtig für die nützlichen Gesundheitseffekte – nicht nur kurzfristig, sondern auch auf längere Sicht. Bemerkenswert dabei ist: Je mehr wir als Hundebesitzer anbieten, desto mehr bekommen wir auch vom Hund zurück. Hundebesitzer, die angeben, ihren Hund sehr zu lieben, schütten nach Interaktion mit demselben mehr Oxytocin aus als diejenigen, die dieses nicht von sich behaupten.[135]

Dopamin ist der ultimative Genuss- und Belohnungsstoff des Gehirns, der bei seiner Freisetzung ein starkes Gefühl von Wohlsein, Genuss, Freude und Zufriedenheit auslöst. Jedes Mal, wenn wir etwas unternehmen, das nützlich für unser Überleben ist, werden wir mit Dopamin belohnt – beispielsweise, wenn wir gutes Essen oder Sex bekommen.[136] Die von Dopamin im Gehirn ausgelöste Belohnung für uns ist so effektiv, dass wir ständig mehr fordern. Auf diese Weise sorgt die Natur dafür, dass unser Verhalten das Überleben der Spezies fördert. Die Signalübermittlung im Gehirn mittels Dopamin ist deshalb ganz zentral für unsere Motivation, unsere Lebensfreude, unsere Hingabe, unseren Fleiß und unsere Lustkontrolle. Neugier und Lernen in Relation zu einer erwarteten Belohnung werden ebenfalls von Dopamin bewirkt. Wenn wir Erfolge und Triumphe erleben, wird Dopamin freigesetzt, weshalb wir nach einer Wiederholung streben werden. Wenn man bei Versuchstieren das Dopamin als Belohnungssystem des Gehirns zerstört, entsteht ein Zustand von Lebensüberdruss, Faulheit, Unlust und fehlendem Antrieb. Dopamin und Oxytocin potenzieren einander, und beide gehen in den genussvollsten Wohlfühlcocktail des Gehirns ein.[137]

Endorphine werden als das körpereigene Morphium bezeichnet, weil hier von opioiden Stoffen die Rede ist, die durch einen morphinähnlichen Mechanismus schmerzlindernd wirken. Es ist wohlbekannt, dass das Gehirn Endorphine produziert, wenn wir Erfolg, Verliebtheit oder Sex erleben oder wenn wir sportlich aktiv sind. Außer schmerzstillend zu sein löst Morphium auch ein Gefühl von Freude, Lust, Erfolg und Vitalität aus, weshalb es kaum überraschen kann, dass man von Endorphinen abhängig wird.[138]

Man kann jedoch nicht erwarten, dass das Leben nur Erfolg, Verliebtheit und Sex bietet, und auch nicht jeder hat die Möglichkeit zu regelmäßigem sportlichem Training. Es ist deshalb eine gute Nachricht, dass das gemütliche Zusammensein mit einem Hund die Konzentration von Endorphinen sowohl beim Hund als auch beim Menschen erhöht. Es erfordert nicht viel Zeit zusammen (weniger als eine halbe Stunde reicht!) mit dem eigenen oder einem fremden Hund, den Sie ansprechen oder streicheln, damit sich die Menge der Endorphine in Ihrem Körper mehr als verdoppelt.[139]

Prolaktin ist gleichzeitig ein Hormon und ein Neurotransmitter. Es ist an über dreihundert verschiedenen Körperfunktionen beteiligt, darunter beispielsweise an Wachstum, Entwicklung, Fortpflanzung, Stoffwechsel, Verhalten und Immunabwehr.[140] Prolaktin hat gewisse gemeinsame Züge mit Oxytocin, da es soziale Bindung, Zugehörigkeit und das Gefühl von Nähe schafft. Außerdem wirkt es angstdämpfend, entspannend und verbessert die Laune.[141] Prolaktin ist beispielsweise bei schwangeren Frauen und Frauen, die gerade geboren haben, erhöht. Hier dient es zur Schaffung eines emotionalen Gleichgewichts und einer starken Bindungen zwischen Mutter und Kind. Trächtige Säugetiere mit einem niedrigen Prolaktinspiegel leiden entsprechend unter

Angst und zeigen schlechte Muttereigenschaften im Vergleich zu solchen mit normalen oder größeren Mengen von Prolaktin.[142] Prolaktin besitzt nachweislich noch weitere Wirkungen auf das Gehirn: Unter anderem stimuliert es Stammzellen, die in der Lage sind, neue Neuronen zu bilden. Es gibt mehrere Methoden, unseren Prolaktinspiegel zu erhöhen. Eine davon ist das Zusammensein mit einem Hund,[143] andere sind körperliche Aktivität, Sex und Lichtexponierung.[144] Oxytocin, Serotonin und Opioide erhöhen alle den Prolaktinspiegel im Gehirn, wohingegen Dopamin Prolaktin hemmt. Auf diese Weise setzt der Effekt des Hundes auf die Biochemie des Gehirns eine Reihe von Neurotransmittern und Hormonen in Gang, die in viele Hirnprozesse und Regulationsmechanismen eingreifen. Die gesundheitlichen Vorteile, die der Mensch durch einen Hund hat, beruhen also zweifellos auf einem gehirnchemischen und gehirnbiologischen Fundament.

Beta-Phenylethylamin wird allgemein als das körpereigene Amphetamin bezeichnet. Dieser Stoff schafft Genuss und Zufriedenheit, weshalb sich seine Wirkung teilweise mit der von Dopamin überschneidet. Phenylethylamin kommt auch in romantischen und erotischen Aktivitäten vor. Besonders erhöht ist die Ausschüttung von Phenylethylamin in Verbindung mit einem Orgasmus, was dessen feel good-Effekt im Gehirn verdeutlicht.[145] Phenylethylamin ist auch in vielen Nahrungsmitteln vorhanden, u. a. in Schokolade. Hier werden jedoch nicht die gleichen Wirkungen erreicht, weil das mit der Nahrung aufgenommene Phenylethylamin schon lange, bevor es in das Gehirn gelangt, umgesetzt ist. Der Weg zum Erreichen der Wirkung des Phenylethylamins im Gehirn besteht in der Erhöhung der eigenen Produktion und Ausschüttung des Stoffes, was entweder durch 15-30 Minuten Zusammensein mit einem Hund oder durch einen Orgasmus erfolgen kann.

Außer dass die oben erwähnten Stoffe durch das Zusammensein mit einem Hund erhöht werden, gibt es auch Hormone, die durch das Zusammensein mit einem Hund gesenkt werden. So werden die Mengen der Stresshormone Kortisol, Adrenalin und Noradrenalin im Blut beträchtlich gesenkt. Angst- und Stressreaktionen werden effektiv gelindert, wenn wir nur einige Minuten mit einem Therapie- oder Besuchshund verbringen. [146]

Insgesamt geben die signifikanten Veränderungen in der Hirnaktivität sowie in den biochemischen Botenstoffen und Hormonen eine biologische Ursachenerklärung für die Fähigkeit des Hundes, unseren seelischen Zustand zu entspannen, beruhigen und zu lindern. Sie erklären auch, wie der Hund Stress und neuropsychiatrischen Problemen entgegenwirken kann. Mit anderen Worten ist die Fähigkeit des Hundes, unsere physische und psychische Gesundheit und Lebensqualität zu verbessern, nicht nur etwas, das die meisten Hundebesitzer am eigenen Körper spüren, sondern sie ist ein ganz konkreter und wissenschaftlich nachgewiesener biologischer Effekt.

Referenzen zu diesem Kapitel

1   Coakley & Mahoney, 2009; Friedmann & Son, 2009; Howard, 2006; Penkowa, 2010

2   Bernabei et al., 2013; Cirulli et al., 2011; Knisely et al., 2012; O'Haire, 2013; Penkowa, 2012; Serpell, 1996; Walsh, 2009a,b; Wood et al., 2007

3   Burton, 2013.

Alzheimer-Syndrom und Demenz

4   Bernabei et al., 2013; Filan & Llewellyn-Jones, 2006; Marx et al., 2010; Perkins et al., 2008; Püllen et al., 2013; Richeson, 2003

5   Filan & Llewellyn-Jones, 2006; Marx et al., 2010; Perkins et al., 2008; O'Haire, 2010; Richeson, 2003; Walsh, 2009a

6   Bernabei et al., 2013; Penkowa, 2012; Tribet et al., 2008

7   Beetz et al., 2012a; Marx et al., 2010

8   Fine, 2010; Marx et al., 2010

9   Barker & Wolen, 2008; Walsh et al., 1995

10 Walsh et al., 1995; Marx et al., 2010; Kanamori et al., 2001

11 Kanamori et al., 2001; Tribet et al, 2008

12 Kanamori et al., 2001

13 Fine, 2010

14 Barker & Wolen, 2008

Parkinson-Erkrankung

15 Howard, 2006

16 Olmert, 2009

17 Salmon & Salmon, 1982

18 Fine, 2010; Serpell, 1996

19 Zakeri & Bain, 2010; http://www.apdama. org/site2.0/articlesDetail.php?Paws-for-Parkinson-s-125 (verwendet 24.01.2014)

20 Duncan, 2000; Azulay et al., 2006; Lewis et al., 2000; Parkinson's Disease Foundation: News & Review; http://www.pdf.org (verwendet 24.01.2014)

21 Odendaal & Meintjes, 2003; Odendaal, 2000

22 Howard, 2006; Odendaal & Meintjes, 2003; Olmert, 2009

23 Odendaal, 2000; Odendaal & Meintjes, 2003

Epilepsie

24 Barker & Wolen, 2008; Fine, 2010; Walsh, 2009a

25 Brown & Strong, 2001; Fine, 2010

26 Dalziel et al., 2003; Kirton et al., 2004; Strong et al., 1999

27 Fine, 2010; Kirton et al., 2008; Strong et al., 1999

28 Brown & Goldstein, 2011; Strong et al., 1999

29 Brown & Strong, 2001; Kirton et al., 2008; Strong et al., 2002

30 Dalziel et al., 2003; Fine, 2010; Kirton et al., 2004,2008

31 Friedmann & Son, 2009

32 Strong et al., 2002

33 Brown & Goldstein, 2011; Dalziel et al., 2003; Kirton et al., 2008; Strong et al., 1999

34 Fine, 2010

35 Brown & Goldstein, 2011; Fine, 2010

Hirn- und Rückenmarkschäden

36 Muñoz Lasa et al., 2011,2013; van Koppenhagen et al., 2008

37 Muñoz Lasa et al., 2011; Winkle et al., 2012

38 www.assistancedogsinternational.org; Allen & Blascovich, 1996; Muñoz Lasa et al., 2011; Rintala et al., 2008.

39 Winkle et al., 2012

40 Allen & Blascovich, 1996; Camp, 2001; Muñoz Lasa et al., 2011,2013; Rintala et al., 2008; Shintani et al., 2010

41 Shintani et al., 2010

42 Allen & Blascovich, 1996; Camp, 2001; Muñoz Lasa et al., 2011; Rintala et al., 2008; Shintani et al., 2010; van Koppenhagen et al., 2008; Winkle et al., 2012

43 Allen & Blascovich, 1996

44 Counsell et al., 1997

45 Allen & Blascovich, 1996

Neuropsychiatrie

46 Bernabei et al., 2013; Cirulli et al., 2011; Dietz et al., 2012; Dimitrijević, 2009; Friedmann & Son, 2009; McConnell, 2007;

Penkowa, 2012; O'Haire, 2010,2013.

47 Barker & Wolen, 2008; Beetz et al., 2012a; Friedmann & Son, 2009; Geisler, 2004; Headey, 2003; Headey & Grabka, 2007; Headey et al., 2002; Serpell, 1996; Siegel, 1990

48 Knisely et al., 2012; McConnell, 2007; Wood et al., 2007

49 Friedmann & Son, 2009; Friedmann et al., 2011; Howard, 2006; Penkowa, 2012; Wells, 2011; Wisdom et al., 2009; Wood et al., 2007

50 Dimitrijević, 2009; Friedmann & Thomas, 1995

51 Fine, 2010; Uchino, 2006; Wells, 2011

52 Arhant-Sudhir et al., 2011

53 Fine, 2010; Friedmann & Son, 2009; Serpell, 1996; Walsh, 2009a,b

54 Aoki et al., 2012; Beals, 2009; Cole et al., 2007; Handlin, 2010; Handlin et al., 2011; Nagasawa et al., 2009a; Odendaal, 2000; Odendaal & Meintjes, 2003

55 Bernabei et al., 2013; Cirulli et al., 2011; Dietz et al., 2012; Dimitrijević, 2009; Knisely et al., 2012; Penkowa, 2012; O'Haire, 2010,2013.

Angst

56 Barker & Dawson, 1998; Barker & Wolen, 2008; Dimitrijević, 2009

57 Barker & Dawson, 1998; Barker et al., 2003; Dimitrijević, 2009

58 Barker & Dawson, 1998

59 Barker et al., 2003

60 O'Haire, 2010

Depression

61 Bernabei et al., 2013; Fine, 2010; Friedmann & Son, 2009; Le Roux & Kemp, 2009; Walsh, 2009a,b; Wisdom et al., 2009; Woods et al., 2007

62 Murray & Lopez, 1996

63 Wells, 2011; Woods et al., 2007

64 Dimitrijević, 2009; Siegel et al., 1999

65 Le Roux & Kemp, 2009

66 Friedmann & Son, 2009; Wiggett, 2006

67 Orlandi et al., 2007

68 Fine, 2010; Friedmann & Son, 2009; Orlandi et al., 2007; Siegel et al., 1999; Walsh, 2009a; Wood et al., 2007

69 Beck et al., 2012; Fike et al., 2012; Yount et al., 2012; Walsh, 2009a

70 Fine, 2010; Friedmann & Son, 2009; O'Haire, 2009; Walsh, 2009b; Wisdom et al., 2009

Schizophrenie

71 Searles, 1960

72 Barker & Dawson, 1998

73 Cole et al., 2007; Handlin, 2010; Handlin et al., 2011; Nagasawa et al., 2009a; Odendaal & Meintjes, 2003; Wells, 2011

74 Vormbrock & Grossberg, 1988

75 Bernabei et al., 2013; Dimitrijević, 2009; Knisely et al., 2012; Nathans-Barel et al., 2005; Walsh, 2009a; Wells, 2011

76 Nathans-Barel et al., 2005

77 Muñoz Lasa et al. 2011; Wisdom et al., 2009

Entwicklungsstörungen

78 Barker & Wolen, 2008; Cirulli et al., 2011; Dimitrijević, 2009; Fine, 2010; Grandgeorge & Hausberger, 2011; Grandin & Johnson, 2005; Muñoz Lasa et al. 2013; O'Haire, 2013; O'Haire et al., 2013a,2013b

79 Green et al., 2001; Howard, 2006; Kurth et al., 2011

80 Fine, 2010; Grandin & Johnson, 2005; Muñoz Lasa et al. 2013; O'Haire, 2013; Olmert, 2009

81 Green et al., 2001

82 Kurth et al., 2011

83 Gimpl, 2008; Sirigu & Andari, 2011

84 Hall et al., 2012

85 Helt et al., 2010

86 Grandgeorge & Hausberger, 2011

87 Gervais et al., 2004

88 Fine, 2010; Grandgeorge & Hausberger, 2011; Grandin & Johnson, 2005; O'Haire, 2013

89 Cirulli et al., 2011; Headey & Grabka, 2007; McConnell et al., 2011; Wood et al., 2007

90 Martin & Farnum, 2002

91 Cirulli et al., 2011; O'Haire et al., 2013a,2013b; Sams et al., 2006

92 Fine, 2010; Grandgeorge & Hausberger, 2011; Redefer & Goodman, 1989

93 Grandin & Johnson, 2005; Redefer & Goodman, 1989

94 Fine, 2010; Grandgeorge & Hausberger, 2011; Grandin & Johnson, 2005; O'Haire, 2013; Olmert, 2009; Redefer & Goodman, 1989

Schmerzen

95 Fine, 2010

96 Odendaal, 2000; Odendaal & Meintjes, 2003

97 Serpell, 1990,1991,1996

98 Geisler, 2004; Lust et al., 2007

99 Braun et al., 2009

100 Mormann et al., 2011

101 Sobo et al., 2006

102 Marcus et al., 2012,2013

Die Wirkungsmechanismen des Hundes im Gehirn und in der Seele

103 Aoki et al., 2012

104 Beals, 2009; Cole et al., 2007; Handlin, 2010; Handlin et al., 2011; Nagasawa et al., 2009a; Odendaal, 2000; Odendaal & Meintjes, 2003

105 Aoki et al., 2012; Beals, 2009; Cole et al., 2007; Handlin, 2010; Handlin et al., 2011; Nagasawa et al., 2009a; Odendaal, 2000; Odendaal & Meintjes, 2003

106 Aoki et al., 2012

107 Kameyama et al., 2006

108 Howard, 2006

109 Hariri & Whalen, 2011; Howard, 2006

110 Hariri & Whalen, 2011

111 Howard, 2006

112 Hariri & Whalen, 2011; Howard, 2006

113 Handlin, 2010; Handlin et al., 2011; Olmert, 2009

114 Mormann et al., 2011

115 Olmert, 2009; Walsh, 2009a

116 Howard, 2006

117 Cole et al., 2007; Olmert, 2006

118 Fine, 2010; Motooka et al., 2006; Serpell, 1996

119 Fine, 2010

120 Serpell, 1996

121 Handlin, 2010; Handlin et al., 2011; Nagasawa et al., 2009a,b; Odendaal, 2000; Odendaal & Meintjes, 2003

122 Fine, 2010; Howard, 2006; Odendaal, 2000; Odendaal & Meintjes, 2003; Olmert, 2009

123 Handlin et al., 2011

124 Onaka et al., 2012

125 Bartz et al., 2011; Meyer-Lindenberg et al., 2011

126 Nagasawa et al., 2009a

127 Handlin, 2010; Handlin et al., 2011

128 Handlin, 2010

129 Howard, 2006; Olmert, 2009; Odendaal, 2000

130 Olmert, 2009

131 Onaka et al., 2012

132 Onaka et al., 2012; Yoshida et al., 2009

133 Howard, 2006

134 Leuner et al., 2012

135 Handlin, 2010; Handlin et al., 2011

136 Howard, 2006

137 Olmert, 2009

138 Howard, 2006

139 Odendaal & Meintjes, 2003

140 Freeman et al., 2000; Rojas Vega et al., 2012

141 Howard, 2006; Larsen & Grattan, 2012

142 Larsen & Grattan, 2012

143 Odendaal & Meintjes, 2003

144 Rojas Vega et al., 2012

145 Howard, 2006; Wolf & Mosnaim, 1983

146 Cole et al., 2007; Fine, 2010; Odendaal & Meintjes, 2003

4

Herz- Kreislauf-erkrankungen:

Der kardiovaskuläre Effekt des Hundes auf die Überlebensrate

Das Herz pumpt über die Blutgefäße Blut in den Körper (Kreislauf), weshalb das Herz und die Gefäße gemeinsam ein funktionelles System bilden. Herz- Kreislauferkrankungen sowie Zustände mit erhöhtem Blutdruck sind in den westlichen Industrienationen sehr verbreitet und werden geradezu als Volkskrankheit betrachtet. Ein Herzinfarkt wird auch als akuter Myokardinfarkt bezeichnet. Er entsteht aufgrund einer Arterienverengung (z.B. durch Kalk oder Fett- bzw. Cholesterolablagerungen), die letztendlich die Blutgefäße verschließt. Er ist deshalb sowohl ein weit verbreiteter als auch ein sehr ernsthafter Zustand.

Ein Herzinfarkt entsteht, wenn in einem der Blutgefäße des Herzens die Zufuhr von Sauerstoff in den Herzmuskel behindert wird, was zu Brustschmerzen führt. Wenn Patienten mit akutem Myokardinfarkt nicht sehr schnell in die richtige Behandlung kommen, z.B. eine chirurgisch durchgeführte Ballondilatation des verschlossenen Gefäßes, kann der Zustand sehr ernsthafte Herzrhythmusstörungen zur Folge haben und sogar einen Herzstillstand auslösen. Er wird auch eine Schwächung des betroffenen Gebietes im Herzen bewirken, das fortan nicht mehr normal funktionieren wird.

Das Risiko der Arterienverkalkung und des akuten Myokardinfarkts wird u. a. durch Bluthochdruck, erhöhten Cholesterinspiegel und ungesunde Gewohnheiten wie Rauchen erhöht. Dies alles sind Risikofaktoren, auf die ein Hund Einfluss haben kann.

Ohne Hund kein Herz

Der Effekt des Hundes auf Herz und Kreislauf ist der Bereich, der bisher am gründlichsten untersucht wurde. Es ist der höheren Überlebensrate hundebesitzender Herzpatienten zu verdanken, dass die Forschung auf dem Gebiet der nützlichen Wirkungen des Hundes auf die Biologie des Menschen voranschreiten konnte.

Das Forschungsfeld erhielt seinen Kickstart 1995 mit der Veröffentlichung einer sehr wertvollen Pionierarbeit von Dr. Erika Friedmann, die heute Professorin an der University of Maryland, School of Nursing ist.[1] Erika Friedmann öffnete uns die Augen darüber, dass ein Hund nicht nur die Gesundheit eines Menschen positiv beeinflussen kann, sondern auch dessen Überleben nach ernsthafter Krankheit. So hat sie nachgewiesen, dass die Überlebensrate von Hundebesitzern nach einem Herzinfarkt vielfach höher ist als die von Personen ohne Hund oder mit anderen Haustieren als einem Hund. Die Studie untersuchte ein Jahr lang insgesamt 369 Patienten nach einem akuten Myokardinfarkt, von denen 87 Hundebesitzer waren. Von allen 369 Patienten starben während der Dauer der Studie insgesamt 20. Von den 20 Verstorbenen waren 19 (entspricht 95 %) ohne Hund. Damit war nur einer der insgesamt 87 Hundebesitzer (entspricht 1,15 %) verstorben, wohingegen 19 der 282 Patienten ohne Hund verstorben waren (entspricht 6,74 %). Zum Vergleich beobachtete die Studie auch noch 44 Personen mit Katze: Hiervon verstarben 3 innerhalb eines Jahres, d.h. 6,82 %. Der Effekt war unabhängig von anderen Parametern wie z.B. physiologischen und psychosozialen Faktoren. Es gab keinen Unterschied bezüglich des Schweregrads der Erkrankung zwischen den Hundebesitzern und den übrigen Patienten, weder bei der gesamten Patientengruppe noch bei den Katzenbesitzern separat betrachtet. Das Fazit der Untersuchung war, dass der Hundebesitz ein unabhängiger und hochsignifikanter Faktor für die Chance auf Überleben nach akutem Myokardinfarkt ist.[2]

15 Jahre zuvor hatten Dr. Erika Friedmann und ihre Kollegen bereits eine andere Studie von Herzpatienten mit sowohl akutem Myokardinfarkt als Angina pectoris durchgeführt. Sie zeigte ebenfalls, dass der Hund die Überlebenschancen verbesserte, aber zur Erleichterung vieler hatten gemäß dieser Studie auch andere Haustiere neben dem Hund eine nützliche Wirkung.[3] Seither haben die gleichen Wissenschaftler ihre Ergebnisse verfolgt und nachgewiesen, dass der positive Effekt auf das Überleben nicht nur ein Jahr nach einem akuten Myokardinfarkt bestand, sondern die Wirkung auch nach drei Jahren noch vorhanden war.[4]

Endlich gibt es einige prospektive, klinisch kontrollierte Versuche, die nachweisen, dass der Hund eine verbesserte Gesundheit bei Herzpatienten bewirkt.[5] Ein Meilenstein unter diesen Studien wurde an der University of California gesetzt: Hier wurde eine Studie durchgeführt, die bedeutende Effekte des Besuchs eines Therapiehundes bei Herzpatienten nachwies. Der Hund bewirkte eine signifikante Verbesserung von Herz-, Gefäß- und Lungenparametern und reduzierte Stress- und Angstreaktionen bei den Patienten, was eine direkte Folge der Anwesenheit des Hundes während der nur 12-minütigen Dauer des Therapiehundebesuches war.[6]

Der Hund reduziert die Risikofaktoren für Herzerkrankungen

Zahlreiche Untersuchungen haben ergeben, dass der Hund eine Reihe von physiologischen Parametern im Herz-Gefäß-System verbessert, da seine Anwesenheit unseren Blutdruck und unseren Puls senkt.[7]

In einer Studie wurden die Risikofaktoren für Herz-Gefäß-Erkrankungen wie z.B. Blutdruck, Cholesterin- und Fettanteil (Triglyzeridniveau) im Blut von 5741 Teilnehmern verglichen, von denen 784 kein Haustier hatten und 4957 Haustiere besaßen. Es stellte sich heraus, dass der systolische Blutdruck (jedoch nicht der diastolische

Blutdruck und der Anteil von Fett im Blut (Triglycerid) bei Haustierhaltern signifikant niedriger war als bei der Kontrollgruppe ohne Haustier. Die männlichen Teilnehmer mit Haustieren hatten auch einen signifikant niedrigeren Cholesterinspiegel im Blut im Vergleich zur Kontrollgruppe. Dabei gab es keinen Unterschied im BMI (*Body Mass Index*), in den Rauchgewohnheiten oder den sozioökonomischen Verhältnissen zwischen den Gruppen.[8]

Es stellte sich heraus, dass die Anwesenheit eines Hundes Puls und Blutdruck besser senken kann als die Anwesenheit des Ehepartners oder eines guten Freundes, wenn wir Stresssituationen ausgesetzt sind.[9] Medizinisch betrachtet ist noch faszinierender, dass die Gesellschaft eines Hundes sogar den Effekt von Blutdruck senkenden Medikamenten (ACE-Hemmern) übersteigt, wenn wir stressigen Umständen ausgesetzt sind. Besonders interessant dabei ist, dass die blutdrucksenkende Wirkung über die Blockierung des Stoffes Renin durch den Hund erfolgt: Damit beeinflusst der Hund das gleiche molekulare System wie Medikamente zur Senkung des Blutdrucks.[10]

Der Effekt auf den Blutdruck ist schon nach 15-minütigem Zusammensein mit einem Hund messbar, auch wenn es nicht der eigene Hund ist.[11] Wie in Kapitel 2 beschrieben, hängen diese hämodynamischen Effekte nicht davon ab, ob man mit dem Hund in Bewegung ist oder nicht. Auch Kinder können von der Gesellschaft eines Hundes in Bezug auf eine Verbesserung des Herz-Kreislauf-Systems und der Reaktion auf Stress profitieren.[12] In einer Studie an zwei- bis sechsjährigen Kindern, die mit oder ohne Anwesenheit eines Hundes ärztlich untersucht wurden, wurde ermittelt, dass die Anwesenheit des Hundes den systolischen Blutdruck, den mittleren arteriellen Blutdruck und den Puls deutlich sinken ließ.[13]

Auch ältere Menschen können durch den Umgang mit Hunden entsprechende Verbesserungen der Gesundheit von Herz und Kreislauf erzielen.[14] Mithilfe von Fernüberwachungssystemen konnten die Forscher die Herz- und Kreislauffunktionen messen, während sich die älteren Leute im eigenen Zuhause befanden. Hier sollten sie sich während der sechsstündigen Untersuchung zwei Mal jeweils 30 Minuten lang mit dem Hund beschäftigen.[15] Die Ergebnisse der Studie zeigten, dass die kardiovaskulären Funktionen allein durch die passive Anwesenheit des Hundes deutlich verbessert wurden. Der größte Zugewinn für die Gesundheit entstand aber dann, wenn die Älteren gezielt und aktiv mit dem Hund interagierten. Die gleiche Untersuchung zeigte auch, dass die Effekte, die die Älteren erreichen konnten, besser waren, wenn sie mit einem Hund spazieren gingen, anstatt alleine zu gehen. Damit ist die Einwirkung des Hundes auf die Gesundheit wichtiger als die des Spazierengehens an sich, was auch mit der Erkenntnis bezüglich Bewegung in Kapitel 2 übereinstimmt. Diese Vorteile des Hundes sollten natürlich nicht als Argument dafür benutzt werden, keinen Sport mehr zu betreiben. Der springende Punkt ist aber, dass die gesundheitsfördernden Effekte des Hundes nicht davon abhängen, ob Sie mit ihm sportlich unterwegs sind oder nicht (Details dazu in Kapitel 2).

In diesem Zusammenhang ist es auch interessant, das Phänomen der „Weißkittelhypertonie" näher zu betrachten. Weißkittelhypertonie bezeichnet einen Bluthochdruck, der allein daher rührt, dass man beim Arzt ist (im weißen Kittel, daher der Name), um den Blutdruck kontrollieren zu lassen. Die Situation an sich ist schon Stress genug, dass bei den meisten Menschen der Blutdruck erheblich ansteigt. Daraus folgt, dass bei vielen Personen ein künstlich erhöhter Blutdruck gemessen wird. Da man weiß, dass die Anwesenheit eines Hundes blutdrucksenkend wirkt, wäre es eine logische Konsequenz, dass man einen Hund teilnehmen lassen sollte, wenn Blutdruck gemessen wird. Weil es, wie zuvor beschrieben, keine Rolle spielt, ob es sich dabei um einen eigenen oder fremden Hund handelt, würde es ausreichen, wenn der praktizierende Arzt einen festen Konsultationshund mit zur Arbeit nimmt. Auch der Arzt selbst würde von der Situation profitieren, da Untersuchungen gezeigt haben, dass das Gesundheitspersonal, das mit AAT/AAA arbeitet und daher auch mit Hunden umgeht, selbst eine signifikante entspannende Wirkung erlebt, die schon nach fünf Minuten in Begleitung des Hundes eintritt.[16]

Hund und Rauchen

Dass Rauchen schädlich, ist weithin bekannt, und nicht zuletzt ist es ein entscheidender Risikofaktor für Herz- und Gefäßkrankheiten. Viele Menschen fällt es jedoch schwer, mit dem Rauchen aufzuhören. Interessant ist deshalb das Ergebnis einer großen Untersuchung, die zeigte, dass Raucher lieber ihrem Haustier zuliebe mit dem Rauchen aufhören als der eigenen Gesundheit wegen. Die Verfasser der Studie schlagen vor, dass Antirauchkampagnen aus diesem Grund auf die schädlichen Wirkungen für die Haustiere der Raucher zielen sollten, weil die Erfolgsquote so verbessert werden könnte. Gemäß dieser Untersuchung spornt der Hund 28,4 % der Raucher zum Aufhören an, während 14,2 % darüber nachdenken, nicht mehr im Haus zu rauchen, wenn man sie darüber informiert, dass passives Rauchen schädliche Auswirkungen auf ihren Hund hat.[17] Die gleiche Studie zeigte, dass Informationen über Gesundheitsschäden am Hund durch passives Rauchen fast jedes vierte (24,2%) der nichtrauchenden Mitglieder des Hausstandes des Rauchers dazu brachte, das Rauchen im Haus zu untersagen.

Passives Rauchen ist für Hunde mindestens ebenso schädlich wie für Menschen. In den Fellhaaren des Hundes werden Nikotin und zahlreiche Giftstoffe akkumuliert, wenn der Hund mit einem Raucher zusammenwohnt, was bei Hunden von Nichtrauchern nicht der Fall ist.[18] Untersuchungen der Atemwege und des Urins von Raucher-Hunden ergaben ebenfalls eine Anhäufung von Giftstoffen sowie eine Schwarzfärbung der Zellen oder Entzündungsreaktionen, während diese krankheitsauslösenden Schäden bei Hunden aus Nichtraucherhaushalten nicht vorkamen.[19] Zieht man den ganz speziellen Geruchssinn und die Sensibilität der Nasenschleimhaut des Hundes in Betracht, ist das Passivrauchen für einen Hund vermutlich auch weit unangenehmer als für einen Menschen. Trotzdem fällt es vielen schwer, von der Abhängigkeit des Rauchens loszukommen, weshalb jeder, der es versucht, die komplette Unterstützung seines unmittelbaren Umfelds haben sollte. Sinn dieses Abschnittes ist es einzig und allein, den Rauchern und Teilzeitrauchern eine gute Motivationsgrundlage für das Aufgeben dieser schlechten Angewohnheit zu geben.

Es gibt aber auch noch einen anderen Zusammenhang zwischen Hund und Rauchen, da der schädliche Effekt des Rauchens vom sozialen Netzwerk des Rauchers beeinflusst wird. Je besser die sozialen Beziehungen und Freundschaften sind, desto besser widersteht der Raucher den schädlichen Wirkungen. Ist der Raucher dagegen einsam und sozial isoliert, erleidet sein Körper in Verbindung mit dem Rauchen stärkere Schäden.[20] Schon in den 1970er Jahren wurde nachgewiesen, dass alleinstehende Raucher ein größeres Risiko haben, früh zu sterben, als Raucher, die in einer guten Partnerschaft leben oder gute soziale Kontakte haben (s.a. Kapitel 2). Dieses Phänomen unterstreicht die Bedeutung der sozialen Verbindung und der Tatsache, dass Menschen letztendlich soziale Wesen sind. Wie bereits früher im Buch beschrieben, ist bekannt, dass ein Hund eine mindestens genau so starke soziale Beziehung bieten kann wie eine Person, weshalb der Hundebesitz eine große Rolle für die Gesundheit und die Lebenserwartung eines Rauchers spielen kann. Dieses Verhältnis ist einzigartig, ändert aber natürlich nichts daran, dass Hunde ein rauchfreies Leben haben sollten.

Diese Erkenntnis bedeutet nicht, dass Raucher keinen Hund haben sollten, sondern lediglich, dass diese nur außerhalb des Hauses rauchen sollten. Ein Hund, der gezwungen ist, in rauchgefüllten Räumen zu leben, ist ein Hund, dem man etwas von seiner Lebensqualität, seinem Wohlbefinden und seiner Lebenserwartung nimmt.

Die Wirkmechanismen des Hundes auf das Herz-Kreislauf-System

Es wird angenommen, dass die biologischen Mechanismen, die der Wirkung des Hundes auf Herzpatienten zu Grunde liegen, eine Wechselwirkung von physiologischen, sozialen, emotionalen und biochemischen Faktoren sind.[21] Der Hund stellt einen hervorragenden gefühlsmäßigen Sozialpartner dar, der immer viel Zeit und Interesse für den Besitzer mitbringt. Dies ist ein zentraler Aspekt, da die soziale Unterstützung und ein gutes persönliches Netzwerk sowohl für die Widerstandskraft als auch für die Überlebenschancen in Verbindung mit kardiovaskulären Erkrankungen von großer Bedeutung sind.[22] Außerdem sind der entspannende Effekt des Hundes sowie die durch ihn bewirkten Veränderungen in den Botenstoffen des Gehirns und im Stresshormon des Blutes von großer Bedeutung. Das gleiche gilt für die Wirkung des Hundes auf den *Fight or Flight*-Zustand und die Abschwächung des sympathischen Nervensystems, was an sich schon Herzleiden und Bluthochdruck entgegenwirkt (s. Kap. 3). Als Teil dieser Wirkung hat eine bereits erwähnte Pionierin auf diesem Gebiet, Dr. Erika Friedmann, beschrieben, wie der Hund auf die autonome Regulation des Herzens wirkt: Er schwächt die *Fight or Flight*-Reaktion ab und stärkt das parasympathische Nervensystem, das uns einen ruhigeren, ausgeglicheneren und harmonischeren Zustand vermittelt, was wiederum das Risiko reduziert, an Herz- bzw. Gefäßerkrankung zu sterben.[23]

Andere Forscher haben nachgewiesen, dass die nützlichen Einflüsse des Hundes in Form einer Änderung der Herzregulierung und des Kreislaufes durch das autonome Nervensystem entstehen.[24] Die Anwesenheit eines (eigenen oder fremden) Hundes fördert das parasympathische Nervensystem (den parasympathischen Tonus) auf Kosten des *Fight or Flight*-Zustandes im sympathischen Nervensystem. Dies führt zu einem besseren Gleichgewicht und zur Harmonisierung einer langen Reihe von Körperorganen einschließlich des Herz-Kreislauf-Systems, d.h. das Herz wird geschützt und der Blutdruck gesenkt. In einer Studie wurde die Aktivität des parasympathischen Nervensystems der Versuchspersonen überwacht, während die Personen 1) mit einem Hund spazieren gehen sollten, 2) ohne Hund spazieren gehen sollten, 3) sich zuhause in Anwesenheit des Hundes passiv aufhalten sollten und 4) sich zuhause aufhalten und mit dem Hund interagieren/schmusen sollten.[25] Die Ergebnisse zeigten, dass die gesundheitsfördernden Wirkungen des Hundes die Wirkungen von Bewegung durch den Spaziergang überstiegen und dass der größte Effekt des Hundes erreicht wird, wenn wir uns mit ihm beschäftigen und schmusen.

Diese Tatsache wird auch noch dadurch unterstützt, dass der Hund allein durch seine Anwesenheit eine beruhigende Wirkung vermittelt, die verhindert, dass die autonome Regulation auf den sympathischen *Fight or Flight*-Zustand wechselt. Der Hund moduliert also die Funktionen und die Reaktionsmuster des Herzens und senkt Puls und Blutdruck.[26] In diesem Zusammenhang ist es nicht uninteressant, dass die Gesellschaft eines Hundes der Ihres Ehepartners, eines guten Freundes oder sogar der Einnahme blutdrucksenkender Medikamente vorzuziehen ist, wenn Sie Ihr Herz-Kreislauf-System entlasten möchten. In einfacher Weise kann der Hund allein durch seine Anwesenheit unsere Aufmerksamkeit ablenken, was eine einfache, wohlbekannte und effektive Methode ist, um Körper und Seele zu beruhigen. Dieser Mechanismus wird auch durch andere Tiere ausgelöst, beispielsweise durch Katzen oder Aquariumfische, die einen fast tranceähnlichen Zustand von Ruhe hervorrufen können, wenn wir unsere Augen auf ihnen ruhen lassen.[27]

Die beruhigende Wirkung des Hundes auf das Herz-Kreislauf-System hat aber nicht nur eine physiologische Erklärung: Auch mehrere biochemische Wirkungsmechanismen wurden nachgewiesen. So senkt der Hund die Konzentration von Adrenalin und Noradrenalin (Katecholamine) sowie von Kortisol-Stoffen, die normalerweise das Herz, den Puls, den Blutdruck sowie einige andere lungen- und kreislaufbezogene Parameter beanspruchen.[28] Außerdem bewirkt der Hund, dass wir einige Hormone ausscheiden, die bei Stress für das Herz-Kreislauf-System von Bedeutung sind.[29] Eines dieser Hormone ist das bereits genannte Oxytocin, das hier eine nochmalige Erwähnung verdient, da es auch ganz spezifisch das Herz-Gefäß-System beeinflusst.

Wir schon in den Kapiteln 2 und 3 näher beschrieben, schafft Oxytocin Ruhe, Geborgenheit und Harmonie in Körper und Seele, weil es die *Fight or Flight*-Reaktion sowie Angst hervorrufenden Aktivitäten im limbischen System hemmt. Damit trägt das Hormon an sich zu einem Gleichgewichtzustand bei.[30] Dieses wird auch von den Ergebnissen Dr. Erika Friedmanns unterstützt.

Damit aber noch nicht genug: Oxytocin ist auch als ein direkt kreislaufregulierendes Hormon identifiziert worden, das den Blutdruck und den Puls über Mechanismen im Herz-Kreislauf-System, im Nervensystem, in den Nieren und über die Regulation von anderen Hormonen kontrollieren kann.[31] In neuerer Zeit hat sich herausgestellt, dass Oxytocin das Herz und den Kreislauf schützt, und zwar sowohl wenn wir gesund sind als auch im Falle von Herz-Kreislauf-Erkrankungen.[32] Untersuchungen haben gezeigt, dass Oxytocin durch Stress entstandene Störungen im Herz-Kreislauf-System blockiert, die Herzfrequenz und die Ausschüttung von Adrenalin senkt und das Prolaktinniveau erhöht, wenn man Stressbelastungen ausgesetzt ist.[33] So trägt der Effekt des Hundes auf die Oxytocin-Ausschüttung direkt zu den Gesundheitsvorteilen für Herz und Kreislauf bei, was bei Menschen messbar war, während diese Zeit mit einem Hund verbrachten.[34]

Die Wirkung des Hundes auf unsere Körperabwehr ist ebenfalls etwas, das zu den kardiovaskulären Wirkungen und der verbesserten Überlebenschance nach schwerer Erkrankung beiträgt.[35] Wie im nächsten Kapitel beschrieben, können wir allein durch 18 Minuten Streicheln eines fremden Hundes eine bessere Abwehr in Form signifikanter Erhöhungen der Produktion von Abwehrstoffen im Körper erreichen.[36]

Referenzen zu diesem Kapitel

Ohne Hund kein Herz

1   Friedmann et al., 1995

2   Friedmann et al., 1995

3   Friedmann et al., 1980

4   Friedmann et al., 2011

5   Arhant-Sudhir et al., 2011; Barker & Wolen, 2008; Fine, 2010

6   Cole et al., 2007

Der Hund reduziert die Risikofaktoren für Herzerkrankung

7   Allen et al., 2001,2002; Friedmann & Son, 2009

8   Anderson et al., 1992

9   Allen et al., 1991, 2002

10 Allen et al., 2001

11 Odendaal & Meintjes, 2003

12 Fine, 2010

13 Nagengast et al., 1997

14 Fine, 2010

15 Motooka et al., 2006

16 Barker et al., 2005

Hund und Rauchen

17 Milberger et al., 2009

18 Bawazeer et al., 2012

19 Roza & Viegas, 2007

20 Serpell, 1996

Die Wirkungsmechanismen des Hundes auf das Herz-Kreislauf-System

21 Cirulli et al., 2011; Fine, 2010; Knisely et al., 2012

22 Friedmann et al., 2011; McConnell et al., 2011; Uchino, 2006

23 Friedmann & Thomas, 2003; Friedmann & Son, 2009

24 Motooka et al., 2006

25 Motooka et al., 2006

26 Allen et al., 1991,2002

27 Serpell, 1996

28 Barker & Wolen, 2008; Cole et al., 2007; Fine, 2010; Odendaal, 2000; Walker et al., 2000

29 Nagasawa et al., 2009a,b; Odendaal & Meintjes, 2003; Petersson, 2002

30 Hariri & Whalen, 2011; Howard, 2006; Olmert, 2009

31 Grewen & Light, 2011; Petersson, 2002.

32 Gutkowska & Jankowski, 2008; Jankowski et al., 2012

33 Grewen & Light, 2011

34 Arhant-Sudhir et al., 2011; Barker & Wolen, 2008; Cole et al., 2007; Handlin et al., 2011; Odendaal & Meintjes, 2003

35 Friedmann & Son, 2009; Walsh, 2009a; Wells, 2011

36 Charnetski et al., 2004

5

Die Bedeutung des Hundes für

das Immunsystem

Das Immunsystem besteht aus besonders spezialisierten Blutzellen, den weißen Blutkörperchen (Leukozyten). Diese werden im Knochenmark produziert,
um anschließend im Blut und in der Lymphe zu zirkulieren. Die Organe und
das Gewebe, die das Immunsystem enthalten, sind das Knochenmark, das
Blut und das Lymphsystem einschließlich der Lymphknoten. Auch die Milz
und der Thymus tragen dazu bei, als Filter bzw. Depot und Reifungsstation
für die Zellen zu funktionieren.

Die Zellen des Immunsystems sind damit überall im Körper vorhanden und überwachen diesen ständig, um uns vor von außen kommenden Angriffen und Infektionen
durch Bakterien, Viren, Parasiten oder Pilzen zu schützen. Außerdem schützt uns die
Immunabwehr auch gegen die Entstehung von Zellschäden, Mutationen und Krebs.
Die weißen Blutkörperchen benutzen ein Arsenal von Molekülen: Die Abwehrstoffe
(Immunglobuline), die wie ein Flugkörper in Richtung der Stelle losgeschickt werden, an
der z.B. eine Bakterie vernichtet oder bekämpft werden soll. Die weißen Blutkörperchen
werden nach ihren verschiedenen Funktionen, ihrer Komplexität und den immunologischen Zuständigkeitsbereichen in verschiedenen Untertypen von Immunzellen aufgeteilt. Die Lymphozyten sind die fortschrittlichsten und am höchsten spezialisierten
Zelltypen unter den Leukozyten. Die B-Lymphozyten sorgen für die Produktion und
die Zielrichtung der Abwehrstoffe, während die T-Lymphozyten eine Reihe von raffi-
nierten Immunfunktionen dirigieren und regulieren. Die sogenannten *Natural Killer*,
NK-Zellen, begehen kontrollierte Meuchelmorde unerwünschter Zellen, Krebszellen
und Mikroorganismen.

Wenn das Immunsystem nicht optimal funktioniert, kann von zwei verschiedenen
Problematiken die Rede sein, da man entweder von einer verringerten Immunabwehr
(Immundefekt) oder von einer irrtümlichen Hyperaktivität in der Immunabwehr
(Allergie und Autoimmunität) sprechen kann.

Die Immunität und der Hund

Bestimmte Krankheiten wie z.B. chronischer Stress und Depressionen lösen
Immundefekte aus und reduzieren die Immunabwehr. Wie in Kapitel 2 beschrieben,
wird erhöhtes Stresshormon über einen längeren Zeitraum die Immunabwehr zerstören, weshalb eine gestresste Person empfänglicher für Infektionen ist und leich-
ter krank wird als eine nicht gestresste Person.[1] Probleme mit dem Immunsystem
müssen aber nicht immer zu reduzierter Immunität führen. Man kann auch an
einer Störung oder Fehlprogrammierung in der Immunabwehr leiden, die eine
sehr unangenehme Form von Hyperaktivität des Immunsystems auslöst, näm-

lich eine Allergie oder Autoimmunerkrankung. In diesem Fall werden die weißen Blutkörperchen irrtümlich auf ganz harmlose Komponenten reagieren (Allergie) oder sie fangen an, auf autonome Weise das eigene Gewebe anzugreifen. Dabei entsteht eine Autoimmunerkrankung, beispielsweise disseminierte Sklerose, Typ-1 Diabetes oder Arthrose der Gliedmaßengelenke. In diesem Zusammenhang ist es interessant, dass ein Hund die Immunabwehr eines Menschen verbessert. Unter anderem wird die Menge von Abwehrstoffen in Form von Immunglobulin Typ A (IgA) erhöht, das eine Abwehrbarriere in unseren Schleimhäuten ausmacht.[2]

Hundebesitzer werden seltener von Infektionen angegriffen als Nicht-Hundebesitzer. Die Anschaffung eines Hundes kann weniger Mandelentzündungen, Erkältungen, Nebenhöhlenentzündungen, Ohrprobleme oder grippale Erkrankungen bewirken. Diesen Effekt kann man schon einen Monat nach Anschaffung eines Hundes nachweisen.[3]

Hierbei ist es bemerkenswert, dass das Spazierengehen im Wald an sich die Immunabwehr durch eine Vermehrung und die Totschlägeraktivität der NK-Zellen sowie durch die Anzahl der molekularen Abwehrproteine dieser NK-Zellen[4] verbessern kann. Dass die Immunabwehr der Hundebesitzer auf diese Weise von der Anwesenheit des Hundes und dem Bedarf an Freiluftaktivitäten profitieren kann, ist bemerkenswert, aber noch überraschender ist, dass Hunde auch bei Immunproblemen wie z.B. Allergie helfen können. So ist erwiesen, dass es der Entwicklung von Allergien und allergischen Erkrankungen wie z.B. Asthma, atopische Dermatitis (Neurodermitis), Ekzemen und Rhinitis (juckende, schnupfenähnliche Symptome, die von Allergie herrühren) entgegenwirken kann, wenn man in der Kindheit regelmäßig Kontakt mit Hunden hatte.[5]

Dass ein Hund das Risiko von Allergien und allergischen Leiden reduzieren kann, ist nicht nur überraschend, sondern bricht auch mit einem alten Dogma, da man traditionell den Kontakt von Menschen zu Haustieren mit einem Risiko der Tierhaarallergie in Verbindung bringt. Davon wird in einigen Zusammenhängen noch die Rede sein, aber man kann nicht den Rückschluss ziehen, dass es generell so eindeutig ist.

Die immunologischen Wirkmechanismen des Hundes

Die Fähigkeit des Hundes zur Verbesserung der Immunabwehr wurde an Versuchspersonen erforscht, die vor und nach dem Zusammensein mit einem Besuchshund, in diesem Fall einem Husky und einem Sheltie, untersucht wurden.[6] Professor Carl Charnetski an der Wilkes University und sein Kollege Francis Brennan vom Department of Veterans Affairs Medical Center in den USA waren die ersten, die den Effekt des Hundes auf die Antistoffe (Immunglobuline) des Menschen untersuchten. Für die Untersuchung wurden 59 Universitätsstudenten in drei zufällige Gruppen aufgeteilt. Die Versuchsgruppe sollte 18 Minuten lang mit einem Hund schmusen, während gleichzeitig zwei Kontrollgruppen jeweils 18 Minuten mit einem Stofftier (von gleicher Größe wie der echte Hund) kuscheln oder nur entspannt sitzen bleiben sollten. Die Kontrollgruppe mit dem Stofftier wurde benutzt, um den spezifischen Effekt von taktiler Stimulation (dem Berührungseffekt an sich) zu kontrollieren.

Das Ergebnis zeigte, dass das Zusammensein mit einem Hund die Immunabwehr verbessert hatte, weil der Hund die Menge der Antistoffe (IgA) erhöhte, die in den B-Lymphozyten gebildet werden.[7] Der Effekt des Hundes war unabhängig von der grundlegenden Einstellung zu dem Tier, wie aus dem ausgefüllten Fragebogen „Pet attitude scale" hervorging und in dem auch die persönliche Einstellung zu Haustieren abgefragt wurde.

> Der direkte Effekt des Hundes auf die Bildung von Antistoffen durch die Immunabwehr hat große Bedeutung, da IgA den Antistofftyp ausmacht, der am meisten im Körper vorhanden ist. IgA befindet sich in allen Schleimhäuten, wo es das vorgeschobene Abwehrwerk des Immunsystems gegen alles von außen kommenden aufstellt, beispielsweise krankheitserregenden Mikroorganismen und Giftstoffe.[8] Wenn man von IgA-Mangel betroffen ist, was der häufigste antistoffbezogene Immundefekt ist, erlebt man vermehrt Infektionskrankheiten und ist empfänglicher für Infektionen der Atemwege, des Rachens, des Magen-Darms, der Nieren oder der Harnwege.

Der Hund wirkt auch auf molekularer Ebene auf die Immunabwehr, denn seine Gesellschaft bewirkt, dass sich der Spiegel und die Ausschüttung von Dopamin und Endorphin erhöhen. Beides sind zentrale Botenstoffe im Immunsystem. Dopamin aktiviert die inaktiven Lymphozyten (die Zellen der Immunabwehr) des Körpers und drosselt das Aktivitätsniveau in den schon aktiven Lymphozyten.[9] Diese ausgleichende Wirkung auf die Aktivierung der Lymphozyten ist wesentlich, da eine gute Immunabwehr weder zu träge noch zu aktiv ist, denn ein überaktives Immunsystem fördert allergische Krankheiten.

Endorphin erhöht die Anzahl von Immunabwehrzellen, zu denen sowohl NK-Zellen als auch Makrophagen (Fresszellen) zählen.[10] Eine Vermehrung der NK-Zellen bedeutet eine stärkere Immunität gegenüber unerwünschten oder defekten Komponenten wie z.B. kranken Zellen, Krebszellen und infektiösen Mikroorganismen. Die Vermehrung der Fresszellen rüstet uns mit Zellen aus, die viele unerwünschte Bestandteile wie z.B. Bakterien, gewisse Fremdkörper, Zellreste, zerstörtes Gewebe u. a. beseitigen (phagozytieren) kann. Außerdem sind die Fresszellen wichtig in Verbindung mit der Geweberegeneration (Gewebeheilung), z.B. bei der Bildung von Narbengewebe.

Der Hund kann die Immunabwehr auch noch auf andere Weise stärken, insbesondere durch seinen entspannenden Effekt, da ein chronisch erhöhtes Niveau von Stresshormonen und Aktivierung der *Fight or flight*-Reaktion mehrere schädliche Effekte auf das Immunsystem hat.[11] Das Stresshormon Kortisol hemmt unter anderem die Beweglichkeit der Immunabwehrzellen (die Migration der Leukozyten), womit die Zellen daran gehindert werden, fremde, in den Körper eingedrungene Mikroorganismen einzufangen. Außerdem werden eine Reihe der Botenstoffe (Zytokine) blockiert, die die Leukozyten der Immunabwehr regulieren und koordinieren, was ebenfalls zu stressbedingter Immunschwächung beiträgt.

Stresshormone stören auch die Reparatur- und Heilungsprozesse, die von den Zellen des Immunsystems nach einem Gewebeschaden einsetzen. Deshalb werden sowohl die immunologische Abwehrstärke als auch die Reparaturfähigkeit durch chronischen Stress zerstört.[12] Allein aus diesem Grund hat die entspannende Wirkung des Hundes einen wesentlichen Anteil an der immunologischen Stärke der Menschen.[13] Unter diesen Aspekt gehört auch die Erhöhung der Prolaktin-Konzentration im Körper durch den Hund.[14] Es hat sich gezeigt, dass Prolaktin die Immunabwehr der Menschen direkt reguliert und unsere Immunität auf verschiedene Weise moduliert.[15] Beispielsweise stimuliert Prolaktin Zellteilungen (Mitosen) und die Immunaktivierung der Lymphozyten, welche die meist spezialisierten und fortschrittlichsten Zellen der Immunabwehr sind. Prolaktin hat damit eine wesentliche Bedeutung für die antistoff- sowie zellgesteuerte Immunität sowohl bei gesunden als auch bei kranken Menschen.[16]

Die wichtigste Rolle für die Immunabwehr des Prolaktins wird auch von dessen Rolle bei Abstoßungsreaktionen von transplantiertem Gewebe illustriert: Man hat entdeckt, dass Prolaktin eine Sonderrolle beim Abstoßen von Transplantaten besitzt (graft rejection). Das Prolaktin wird deshalb als ganz zentral für die Transplantationsimmunologie und nicht zuletzt für die Erfolgsquote für das Annehmen von Spendergeweben und -Organen des Patienten betrachtet.[17] Die Rolle des Prolaktins für die Immunabwehr wird auch dadurch widergespiegelt, dass es im wichtigsten Zelltyp der Immunabwehr (Lymphozyten) sowie in den immunologischen Organen (Knochenmark, Lymphknoten, Milz und Thymus) produziert wird.

Allergie gegen Hund – oder Hund gegen Allergie

Die Verbreitung von Allergien und Asthma ist in westlichen Ländern generell gestiegen, aber auch im Osten nehmen die Leiden zu, besonders bei Kindern und Jugendlichen.[18] Asthma und Allergie sind oft genetisch bedingt, aber die Verbreitung der Erkrankungen und die geografische Verteilung auf Weltebene deuten darauf hin, dass auch Umweltfaktoren eine wesentliche Rolle spielen. Die Tierhaarallergie hat traditionell viele davon abgehalten, ein Haustier anzuschaffen, und man hat bisher auch aus Angst vor Tierhaarallergien davon abgeraten, dass Kinder unter einem Jahr täglichen Kontakt mit Tieren haben.

Die neueste Forschung hat aber gezeigt, dass dieses eine veraltete Auffassung und wahrscheinlich auch falsch ist. Der Kontakt mit behaarten Haustieren und besonders mit Hunden in den ersten Lebensjahren kann die Entstehung von allergischen Reaktionen und die Entwicklung allergischer Erkrankungen wie z.B. Asthma, atopische Dermatitis (allergisches Hautleiden), Ekzem und nicht-asthmatische Atemwegallergien, wie z.B. Rhinitis, reduzieren.[19] Der Effekt trifft nicht nur für Kinder und Jugendliche zu, denn Forscher haben nachgewiesen, dass die antiallergene Wirkung einschließlich weniger Allergien gegenüber behaarten Tieren, Hausstaubmilben und Graspollen auch bei Erwachsenen stattfinden sein kann.[20]

Entsprechend hat Dr. James A. Serpell, Leiter des „Center for the Interaction of Animals and Society" an der Universität Pennsylvania nachgewiesen, dass Hunde Heuschnupfen bei Erwachsenen reduzieren können, wenn diese im Erwachsenenalter einen Hund bekommen.[21] Wenn man als Teenager unter keiner Allergie gelitten hat, kann faktisch das Risiko einer späteren Allergieentwicklung reduziert werden, wenn man sich ein Haustier anschafft. Dieselbe Studie zeigte auch, dass hundespezifische Allergien im Vergleich zu anderen Allergien wie z.B. Katzenallergie, Graspollenallergie oder Hausstaubmilbenallergie selten sind.[22]

Es besteht insgesamt also ein geringeres Risiko, dass eine Allergie entsteht, und vor allem kann eine reduzierte Allergiebereitschaft auf Hunde festgestellt werden, wenn man einem Hund ausgesetzt gewesen ist. Der Umgang mit dem Hund stärkt das Immunsystem und reduziert die allergische Fehlprogrammierung in den Lymphozyten, weshalb Hundeallergie gemindert werden kann – gerade durch den Hund.[23] Ein Aufwachsen zusammen mit Hunden kann deshalb nicht an sich Hundeallergie bewirken oder Reaktionen verursachen, die hundespezifische Allergie entstehen lassen oder diese erklären.[24] Dieses wird durch weitere Fakten unterstützt, die auf umfassende Studien von Geburtsjahrgängen verweisen. Diese zeigen, dass ein Hund im Haushalt nicht mit einem erhöhten Risiko von Hundeallergie assoziiert werden kann, sondern dass eher das Gegenteil der Fall ist. Das Risiko, Hundeallergie zu entwickeln, ist reduziert, wenn man mit einem Hund aufgewachsen ist. Dieser Effekt wird noch deutlicher, wenn es in dem Zuhause mindestens zwei Hunde gegeben hat.[25] Letzteres geht aus einer Studie an 474 Kindern in Detroit hervor, die seit ihrer Geburt bis zum Alter von sechs bis sieben Jahren begleitet wurden.[26]

Wenn Menschen mit mindestens zwei Hunden in ihrem Umfeld aufgewachsen sind, wird das Risiko, Allergien auf folgende potenzielle Allergene zu entwickeln mehr als halbiert: Hausstaubmilben, Hunde, Katzen, Beifuß-Ambrosia und Wiesengras. Dies wurde durch einen sogenannten Pricktest und Blutproben auf allergiespezifische Antistoffe, d.h. Immunglobulin Typ E (IgE) nachgewiesen. Die Kontrollgruppe bei dieser Studie waren Personen, die im Haus kein Tier hatten. Das Interessante daran war, dass die Hunde nicht nur vor hundespezifischen Allergien schützen konnten, sondern auch vor einigen der am meisten verbreiteten Allergieformen wie z.B. atopische Dermatitis (atopisches Ekzem, Neurodermitis).[27] Neurodermitis wird bei 15-20% der 0-15 Jährigen Kindern in der EU festgestellt.

Interessant ist auch, dass die Entwicklung unseres Immunsystems davon abhängig ist, ob unsere Mütter lange vor unserer Geburt Haustieren ausgesetzt waren: Hatten unsere Mütter kein Haustier, stieg die Menge des IgE im Nabelschnurblut, was mit der Entstehung von allergischen Erkrankungen assoziiert ist.[28]

So kann der Hund Ihrer Allergie entgegen wirken

Die Mechanismen hinter der antiallergenen Wirkung des Hundes liegen vermutlich in einer erhöhten Exposition gegenüber mehreren Typen von Mikroorganismen, Giftstoffen und Allergenen. Unser Immunsystem wird so gewöhnt und angepasst. Dies zeigt, dass eine relativ starke Exposition gegenüber den Allergenen über einen längeren Zeitraum die Hausstandsmitglieder desensibilisieren und dadurch den Effekt einer Impfung gegen Allergie imitieren kann. Das Prinzip der Impfung ist ja eine Desensibilisierung durch regelmäßige Injektionen mit sehr geringen Konzentrationen des Allergie hervorrufenden und im Übrigen harmlosen Stoffes, wobei das Immunsystem langsam lernt, sich mit dem Allergieauslöser abzufinden. Wenn man Haustiere hält, hat man etwa 250 Mal mehr Allergene im Haus als in einem Zuhause ohne Haustier, weshalb eine große Möglichkeit besteht, das Immunsystem zu desensibilisieren. Haustiere sind außerdem eine reiche Quelle für Stoffe und Bakterien, die die Immunabwehr stärken und eine erhöhte Ausschüttung von Botenstoffen (Cytokinen) von den Leukozyten bewirken.[29] So deuten mehrere Forscher darauf hin, dass das Zusammenleben mit einem Hund das Immunsystem stärkt und die Entwicklung und das Reaktionsmuster der Leukozyten programmiert, darunter auch die Ausschüttung verschiedener Arten von Botenstoffen wie z.B. Interleukin-5, Interleukin-10 und Interleukin-13 sowie Interferon-gamma.[30]

Der Hund wirkt auch auf unser Raumklima und auf die Mikrobiologie im Haus, denn der Staub in Haushalten mit Hunden enthält eine signifikante Menge und Diversität von Bakterien im Vergleich zu Haushalten ohne Tiere. Hingegen gibt es im Staub von Hundehaushalten weniger Pilze (Fungi) als in hundefreien Häusern. Es soll jedoch betont werden, dass hier von harmlosen (nicht pathogenen) Bakterien die Rede ist, die bei Menschen mit einem normalen Immunsystem keine Infektionen verursachen.

Die quantitativ und qualitativ erhöhte Exposition gegenüber diesen Bakterien kann die Immunabwehr ausgleichen und zu einer besseren mikrobiellen Darmflora verhelfen, die für unsere Immunität von wesentlicher Bedeutung ist. Allergische Kinder weisen z.B. eine abweichende oder unnormale Darmflora auf. Die gleichzeitige Reduktion von Pilzsporen ist entsprechend wichtig, da Pilze als sehr starke Allergene wirken. Sie setzen eine spürbare IgE-Produktion in Gang, die zu Atemwegsallergien und der Entwicklung von allergischen Erkrankungen führen kann.[31] Der Kontakt zu Pilzsporen ist schon lange dafür bekannt, Asthma auszulösen. Die Erklärung liegt nicht zuletzt in einem Zellwandmolekül der Pilze, Chitin, das in der Lage ist, asthmatische Atemwegkrankheiten auszulösen und Gewebe zu zerstören. Deshalb kann das reduzierte Pilzvorkommen in Haushalten mit Hunden erklären, warum Hundebesitzer weniger von allergischen Erkrankungen betroffen sind als Haushalte ohne Haustier.[32] Diese Ergebnisse deuten darauf hin, dass es eine mikrobielle Verbindung von Hundebesitz zu verbesserter Immunität und weniger Allergie gibt. Dies stimmt gut mit der sogenannten Hygienetheorie überein, die im Grunde genommen aussagt, dass wir eine gewisse Menge Schmutz und Dreck sowie Kontakt mit verschiedenen Bakteriengruppen einschließlich gewisser Infektionen brauchen, damit sich unsere Immunabwehr optimal entwickeln kann.[33]

Die Hygienetheorie besagt, dass die Menschen heute viel zu sehr hygienisch und hysterisch sauber sind, was aber nicht immer sinnvoll ist. Früher, besonders, als wir auf dem Land und in den offenen Ebenen mit Tieren lebten, gab es kein großes Ausmaß an Allergien und allergischen Erkrankungen, so wie wir sie heute bei uns kennen.

Das heißt nicht, dass persönliche Hygiene falsch ist, es heißt nur, dass wir es damit nicht übertreiben sollten.

Früher wurde der Mensch im Vergleich zu heute täglich einer größeren Menge Mikroorganismen und anderen immunstimulierenden, nicht- krankheitserregenden Komponenten ausgesetzt. Die Konsequenz daraus kann sein, dass wir heute einige wichtige Stoffe vermissen, die das Immunsystem beeinflussen und stärken, weil wir eine übertriebene Hygienekultur eingeführt haben, anstatt mehr Kontakt mit natürlich vorkommenden Mikroorganismen zu haben. Damit sei keineswegs gesagt, dass wir das Putzen und Säubern vernachlässigen sollten. Man sollte als Hundebesitzer immer eine vernünftige Hygienepraxis pflegen und z.B. immer die Hände waschen, wenn man mit dem Hund Kontakt gehabt oder gespielt hat oder mit seiner Ausrüstung in Berührung war.

Für gesunde Menschen mit normalem Gesundheitszustand spielen die vorgenannten nicht-krankheitserregenden Bakterien im Hausstaub kaum eine entscheidende Rolle für die Gesundheit, da diese Typen von Mikroben bei gesunden Menschen keine Infektion auslösen. Ist dahingegen von kranken oder geschwächten Personen, älteren Menschen oder kleinen Kindern die Rede, besteht natürlich ein größerer Bedarf an zusätzlicher Reinigung, und falls Hunde mit immunkompromittierten Personen Umgang haben, sind eine Reihe von Maßnahmen und Hygienemaßnahmen natürlich dringend erforderlich.

Im Zusammenhang mit der Kopplung von Hund und Allergie soll darauf hingewiesen werden, dass es keine nicht-allergenen oder allergiesicheren Hunderassen gibt, denn alle Hunde einschließlich der haarlosen Typen geben Hautschuppen und Allergene ab. Dies wurde in einer Untersuchung der Allergenausscheidung von verschiedenen Hunderassen wie Labrador Retriever, Cockerspaniel, Schäferhund, Griffon, Yorkshire Terrier, Pudel und anderen Spaniels bestätigt.[34] Der am wenigsten Allergie erregende Hund von den untersuchten Rassen war zweifelsohne der Labrador Retriever. Die weit verbreitete Annahme, Hunderassen mit gelocktem Fell wie Pudel und deren Kreuzungen, Portugiesische Wasserhunde, Wasserspaniel etc. seien generell antiallergisch, hat demnach leider keinerlei wissenschaftliche Grundlage.

Sollte man aber in der unglücklichen Lage sein, schon an einer festen, heftigen und behandlungsresistenten Tierhaarallergie zu leiden und nicht die Möglichkeit haben, sich impfen zu lassen, kann die Anschaffung eines Hundes in dieser Situation problematisch sein. Jedoch kann man, wie es auch viele tun, einen Hund wählen, der nicht zu den besonders Allergie erregenden Rassen gehört und darüber hinaus Antiallergika einnehmen, falls man einen Hund nicht entbehren möchte. Eine Reihe von täglichen Maßnahmen wie Putzen und Händewaschen können die Schwere[35] der Allergie weiter reduzieren.

Immunschwächung und Zoonosen

Wissenschaftliche Untersuchungen haben Risiken und Vorteile der Hundehaltung auch für Patienten mit reduzierter Immunabwehr wie z.B. Stressbetroffene, bei HIV/Aids-Erkrankten und organtransplantierten Patienten, die sich in Behandlung mit Nebennierenrindenhormon oder Chemotherapie befinden, belegt.[36] Die Forschung zeigt generell, dass die Gesundheitsvorteile der Menschen mit einem Hund das Risiko einer Infektion übersteigen, auch im Fall von älteren, geschwächten oder immunkompromittierten Menschen.[37] So sind die klinischen und psychosozialen Vorteile für den Hundebesitzer meistens von größerem Nutzen als die Nachteile der Tatsache, gewisse Hygienemaßnahmen befolgen zu müssen, um Infektionsansteckungsgefahren vom Tier auf den Menschen (zoonotische Infektionen) zu vermeiden.

Die hundeassoziierten Mikroorganismen, die potenziell Erkrankungen bei Menschen und insbesondere bei immungeschwächten Personen verursachen können, sind vor allem die Salmonellen- und Campylobacter-Bakterien, Giardia-, Lamblia-, und Cryptosporidium Arten sowie Streptokokken, Staphylokokken, Clostridien, Brucellen und Leptospiren. Seltenere Infektionen wie etwa durch den Parasiten Dirofilaria repens kommen dagegen fast nur in Verbindung mit dem Import von Straßenhunden aus südlicheren Ländern vor.[38] Außerdem gibt es einige Viren, die in diesem Zusammenhang wesentlich sind, z.B. insbesondere das Rabiesvirus, das Tollwut auslöst und das meistens übertragen wird, wenn man von einem tollwütigen Tier gebissen worden ist. Es soll jedoch betont werden, dass das Risiko für Krankheitsübertragung selbst bei immungeschwächten Patienten generell sehr gering ist, wenn man nur einige übergeordnete Richtlinien befolgt und seinen gesunden Menschenverstand einsetzt.[39]

Die weitaus meisten Krankheitsübertragungen vom Tier zum Menschen erfolgen nicht durch Ansteckung von einem Haustier. Vielmehr werden Haustierbesitzer und ihre Tiere meistens durch ihre Umgebung in einer gegenseitig unabhängigen Weise angesteckt.[40] Die Einführung von Therapie- und Besuchshunden im Gesundheitswesen ist diesbezüglich generell mit großer Sicherheit verbunden und es hat bisher keine

Vorfälle mit Zoonosen oder vermehrten Infektionen als Folge der Anwesenheit des Hundes bei den Patienten gegeben.[41] In einer amerikanischen Studie an insgesamt 1690 Patientenbesuchen mit Therapiehunden konnte nachgewiesen werden, dass es kein einziges Beispiel von Zoonosen oder Infektionen als Folge der Verbindung zwischen Hunden und Patienten gegeben hat.[42]

Risiken im Umgang zwischen Hunden und Patienten werden als vermeidbar beschrieben, wenn gewisse sanitäre Maßnahmen und Prozeduren bei der Auswahl des Hundes eingehalten werden. Des Weiteren scheinen das Ausbildungsniveau und die Kenntnisse beim Gesundheits- und Pflegepersonal von größerer Bedeutung zu sein als erwartet, da menschliche Fehler oder die menschliche Hygiene vermutlich das größte Gesundheitsrisiko ausmachen. In diesem Zusammenhang macht eine enge Zusammenarbeit zwischen Ärzten und Tierärzten auch einen qualitätssichernden und sicherheitsrelevanten Aspekt aus, teils in Bezug auf die Gesundheit des Hundes, aber auch in Bezug auf das nötige Wissen, das Tierärzte, Ärzte und Krankenschwestern vermitteln können, sodass die Hundetherapie die besten Voraussetzungen bekommt.[43]

Eine Untersuchung zum Einsatz von Besuchs-/Therapiehunden für immungeschwächte Kinder erbrachte das Ergebnis, dass dieser keine Probleme in Bezug auf Infektionen bereitete. Es wurden auch keine anderen Probleme mit dem Hund wie z.B. Bisse, Aggressionsverhalten oder ähnliche ungewollte Ereignisse registriert.[44]

Kinder und Erwachsene, die an Krebs erkrankt sind, sind generell immunkompromittiert und damit besonders empfänglich für Infektionen. Dies liegt nicht zuletzt an der Krebsbehandlung mit Chemotherapie und Bestrahlung, welche die ungewollte Zellproduktion des Knochenmarks blockiert. Dabei werden auch die Zellen der Immunabwehr zerstört. Das Ausbleiben von zusätzlichen Infektionen bei Krebspatienten, die im Krankenhaus Kontakt mit Besuchs- oder Therapiehunden hatten, ist damit entscheidend für die Sicherheits- und Risikoeinschätzungen, die im Rahmen der AAT/AAA-Programme vorgenommen werden. Selbst nach einem Jahr mit Besuchs- und Therapiehunden im Krankenhaus konnte festgestellt werden, dass die Hunde nichts an der Infektionshäufigkeit auf der Station änderten, und es gab keine Beispiele dafür, dass Menschen von einem Hund mit einer Krankheit angesteckt wurden. [45]

Die Ansteckungsgefahr kann minimiert oder eliminiert werden, wenn man einige einfache Spielregeln befolgt.[46] So sollte sichergestellt sein, dass der Hund von vornherein gesund ist und keine angeborenen Krankheiten hat. Außerdem sollte man das von Tierärzten empfohlene Impfschema befolgen, regelmäßig entwurmen (alle drei Monate), eine Kur gegen Flöhe, Zecken und Mücken machen (alle vier Wochen) und den Hund regelmäßig vom Tierarzt untersuchen lassen. Falls der Verdacht besteht, dass sich Ihr Hund eine Infektion zugezogen haben könnte (z.B. im Falle von Durchfall, Fieber, Juckreiz, Schmerzhaftigkeit, Unwohlsein, akute Anorexie oder anderem abweichenden Verhalten), muss er zum Tierarzt gebracht werden. In diesem Zusammenhang ist es entscheidend, sich in der näheren Region umzusehen und festzustellen, welche Tierärzte fachlich stark sind und sich auf Wellenlänge mit Ihnen als Patient befinden. Die meisten Tierarztpraxen sehen auf den ersten Blick gut aus, aber die Qualität variiert ganz deutlich. Sehen Sie sich deshalb gut um, denn Ihr Hund kann nicht selbst opponieren, sondern ist Ihrer Wahl des Tierarztes ausgeliefert. Last but not least sollten Sie als immungeschwächte Person vorsichtig sein, wenn Sie Ihrem Hund rohes Fleisch füttern. Dieses enthält viele verschiedene krankheitserregende Bakterien, sodass die nähere Umgebung des Hundes einer höheren Anzahl von Bakterien und unnötigen Risiken ausgesetzt ist.[47]

Keimübertragung via Rohfütterung (BARF)

Falls Sie sich um die Infektionsrisiken Ihrer Familie sowie die Gesundheit Ihres Hundes Gedanken machen, sollten Sie genau überlegen, ob Sie Ihrem Hund rohes Fleisch geben. Es enthält nämlich einiges an Bakterien, die auf den Hund übertragen werden und Menschen anstecken können. Rohes Fleisch für Hunde wird unter anderem unter der Bezeichnung BARF (*Bones and Raw Food*) verkauft. Diese Art der Fütterung wird in diesem Buch aus zwei Gründen besprochen – zum einen, weil BARF-Fütterung hierzulande weit verbreitet ist, und zum anderen, weil sie Infektionsrisiken in sich birgt, auf die besonders geachtet werden sollte.

Die Hersteller vermarkten BARF sehr offensiv und benutzen in dem Zusammenhang ein breit gefächertes Ausmaß an nicht nachgewiesenen Behauptungen über die Vorzüge des Produktes. Beispielsweise wird behauptet, dass die Rohfütterung die gesamte Gesundheit und das Immunsystem sowie Haut und Fell des Tieres verbessere und dass sie bei einer großen Anzahl von Krankheiten wie z.B. Stoffwechselkrankheiten, Verdauungsstörungen und allergischen Krankheiten Abhilfe schaffen könne. Diese Behauptungen sind jedoch nicht wissenschaftlich belegt, genauso wenig wie es Beweise für die Behauptung gibt, dass Ihr Hund ein Wolf sei und er folglich auch wie ein Wolf gefüttert werden müsse, d.h. mit rohem Fleisch in Form von den BARF-Produkten.

Der Hund ist eben kein Wolf, zumindest nicht mehr seit etwa 100.000-145.000 Jahren. Wie in Kapitel 1 beschrieben, war es konkret die Fähigkeit zur Zubereitung des Essens, die angeblich den Vorzeitmenschen zu einem attraktiven Partner für die Wölfe machte. Diese begannen in der paläolithischen Vorzeit, sich in der Nähe unserer Vorfahren aufzuhalten. Einer der charakteristischen Unterschiede zwischen Wolf und Hund ist gerade ihr unterschiedlicher Nahrungsbedarf, da sich der Hund genetisch den kohlehydrat- und stärkehaltigen Essgewohnheiten der Menschen angepasst hat – im

Gegensatz zum Wolf. Aus diesem Grund unterscheidet sich auch die Anatomie eines Hundekiefers sehr von der des Wolfes. Der Wolf lebt vom Jagen, Erlegen, Töten und Verzehren des rohen Beutetiers, wohingegen der Hund eine ganz andere und human-kulinarisch angepasste Verdauung und Umsetzung von zubereitetem Essen entwickelt hat.[48]

Die Unbedenklichkeit der BARF-Fütterung ist nicht ausreichend ermittelt, weder in Bezug auf die Gesundheit des Menschen noch die des Tieres. Wissenschaftliche Untersuchungen von kommerziellen BARF-Produkten zeigen jedoch, dass diese alle mit mehreren verschiedenen coliformen Bakterien (d.h. Darmbakterien) kontaminiert sind, und mehr als die Hälfte (64%) ist außerdem von E. coli Bakterien infiziert (der häufigsten Darmbakterie, d. h. wieder ein Zeichen von schlechter Hygiene), während 20% auch andere durchfallerregende Bakterien, wie z.B. Campylobacter enthalten.[49] In der Industrie sowie in Umwelt- und Naturuntersuchungen wird das Vorkommen von coliformen und E. coli Bakterien als Indikator für den Verschmutzungsgrad verwendet, da die Bakterien vom Darminhalt (Stuhl) herrühren. Eine größere Menge davon bedeutet eine mangelnde Hygiene und Gesundheitsrisiken. In diesem Zusammenhang ist es von großer Bedeutung, dass die erwähnten Bakterien sowohl für Menschen als auch für Hunde krankheitserregend (pathogen) sind. Außerdem zeigen sie oft Antibiotika-Resistenzen, was das Problem aber nicht vermindert. Da BARF unaufbereitet verwendet wird, haben die Bakterien besonders gute Wachstumsbedingungen und verursachen nicht nur eine erhöhte Bakterienanzahl beim Hund selbst, sondern auch direkt im Futternapf und damit im Haus.[50]

Untersuchungen von Hausständen, in denen dem Hund rohes Fleisch gefüttert wird, haben ergeben, dass es dort viele potenziell krankheitserregende Bakterien gibt, die für Infektionsrisiken relevant sind, insbesondere für Ältere, Kinder, Schwangere und immungeschwächten Personen.[51] Die Bakterien befinden sich in der näheren Umgebung und sogar im Staubsauger. BARF-gefütterte Hunde scheiden eine große Menge Bakterien aus, die ein Gesundheitsrisiko für diejenigen darstellen, die mit ihm in Berührung kommen. Wenn man trotzdem bereit ist, seinen Hund mit BARF zu füttern, empfehlen mehrere Wissenschaftler, täglich diejenigen Bereiche im Haus zu desinfizieren, die mit den BARF-Produkten in Berührung gekommen sind. Ziel sollte sein, einen sehr hohen Hygienestandard aufrecht zu erhalten.[52] Außerdem wird aus Sicherheitsgründen von BARF abgeraten, wenn der Hund in Kontakt mit besonders belasteten oder geschwächten Personen kommt. Ebenfalls sollten Besuchs- und Therapiehunde natürlich nicht mit BARF gefüttert werden.[53]

Das Einfrieren des Fleischs ändert im Übrigen nichts am Bakterienbefall, wie von BARF-Befürwortern oft behauptet. Die Mikroorganismen sind durchaus in der Lage, die Temperaturen in der heimischen Gefriertruhe zu überleben und werden nach dem Auftauen des Futters wieder aktiv.

Forscher weisen darauf hin, dass einige Hundebesitzer entweder die Risiken nicht kennen, die mit der Verwendung von rohem Fleisch als Hundefutter entstehen, oder es ablehnen, sie zu erkennen. Sie vernachlässigen somit auch die notwendigen Maßnahmen, um Zoonosen bei sich, ihrer Familie oder in ihrer nahen Umgebung vorzubeugen.[54]

Hier soll darauf hingewiesen werden, dass die BARF-bezogenen Bakterien pathogener Art sind, d. h. es handelt sich um krankheitserregende Mikroben – im Gegensatz zu den Bakterienarten, über die im vorherigen Abschnitt über Immunschwäche berichtet wurde. Wie schon im Abschnitt *Antiallergene Mechanismen* erwähnt, ist es nicht sinnvoll, unter hysterisch hohen Hygieneverhältnissen zu leben, da die Exposition mit einer gewissen Menge nicht-pathogener (harmloser) Bakterienkulturen von Seiten des Hundes die Entwicklung von Allergien dämpfen kann. Aber noch weniger sinnvoll und in Wirklichkeit sehr viel schlimmer ist es, den pathogenen (krankheitserregenden) Bakterien im Alltag ausgesetzt zu sein, weil man dabei riskiert, eine ernsthafte und eventuell behandlungsresistente Infektion zu bekommen.[55] Dies gilt für gesunde, aber insbesondere auch für immungeschwächte oder besonders infektionsempfindliche Personen, da eine Infektion mit den erwähnten BARF-derivierten Bakterien für den Immunkompromittierten sehr ernsthafte Konsequenzen haben kann. Die häufigste Folge ist sicherlich blutiger Durchfall, schlimmer sind systemische Infektionen, die einen septischen Schock verursachen können und damit lebensbedrohlich sind. E. coli – Bakterien können außerdem u. a. das hämolytische urämische Syndrom auslösen, dass durch eine Zerstörung der roten Blutkörperchen, akutes Nierenversagen und einen Mangel an Blutplättchen charakterisiert ist.

Lungentransplantation – nicht ohne meinen Hund

In modernen westlichen Gesellschaften werden häufig Organtransplantationen mit Spenderorganen vorgenommen, um einem erkrankten Menschen das Leben zu retten.

In Verbindung mit der Transplantation selbst muss unbedingt das Immunsystem des Empfängers unterdrückt werden, damit das implantierte, neue Organ nicht von der Immunabwehr abgestoßen wird. Dazu wird eine Reihe sehr potenter immunsupprimierender Medikamente verabreicht.

Empfänger von Spenderorganen sind natürlich genauso Haustierbesitzer mit Hund und/oder Katze oder anderen Tieren wie Menschen ohne Haustier. Gerade an organtransplantierten Haustierbesitzern kann man die Wirkung des Hunde- oder Haustierbesitzes auf den Gesundheitszustand nach der Transplantation gut überprüfen.

Es ist deshalb überraschend, dass es bisher nicht viele wissenschaftliche Untersuchungen zu diesen Patienten gibt. Glücklicherweise hat sich aber eine Gruppe Schweizer Forscher vorgenommen, das Phänomen zu untersuchen.

Unter der Leitung von Prof. Dr. med. Annette Boehler an der Abteilung für Lungenmedizin des Universitätsspitals Zürich untersuchte das Forscherteam, wie es Haustierbesitzer mit Hund und/oder Katze bzw. anderen Tieren im Vergleich zu der Kontrollgruppe von Organempfängern ohne Haustier schafften. Sowohl die Haustierbesitzer als auch die Kontrollgruppe wurden in Verbindung mit einer Lungentransplantation untersucht.[56] Die Untersuchung zeigte, dass es die Patienten mit Hund und/oder Katze signifikant besser schafften als die ohne Haustiere. So wiesen Haustierbesitzer bessere Ergebnisse in Bezug auf Lebensqualität, Zufriedenheit mit der eigenen Gesundheit, Laune, Lebensenergie, Unabhängigkeit vom Pflege(personal), Unabhängigkeit von Haushaltshilfen, Unbekümmertheit und größere Zufriedenheit mit der Wohnsituation, dem Partner, der übrigen Familie und anderen sozialen Parametern auf.

Außerdem waren die Haustierbesitzer viel optimistischer als die Kontrollgruppe und sogar auch im Vergleich mit der übrigen Bevölkerung, d. h. Personen, die nie eine Transplantation erhielten.

In Bezug zu den gesundheitsbezogenen Parametern zeigte die Kontrollgruppe denselben Grad von Zufriedenheit mit ihrer Gesundheit wie der normale gesunde Bürger, aber beide Gruppen wurden klar von den Haustierbesitzern überholt. Zusätzlich waren die Haustierbesitzer auch viel weniger durch Angst und Depression belastet; bei dieser Gruppe war fast eine Halbierung festzustellen.

Die Schweizer Forscher fanden auch einen klinisch relevanten Unterschied im Medikamentenbedarf bei den Lungentransplantierten. Die Haustierbesitzer benötigten weniger Antibiotika als die Kontrollgruppe, was im Grunde zeigt, dass ein Haustier die Schwere und/oder die Anzahl von Infektionen bei lungentransplantierten Patienten reduzieren kann.[57]

In diesem Zusammenhang ist es interessant anzumerken, dass eine im Februar 2014 veröffentlichte schwedische Studie gezeigt hat, dass Infektionen bei lungentransplantierten Patienten und insbesondere Infektionen mit der befürchteten Bakterie *Pseudomonas aeruginosa* in Krankenhäusern über das Trinkwasser erfolgt war, das erwiesenermaßen mit der Bakterie verseucht war.[58]

Obenstehende Forschungsergebnisse stellen ein modernes Paradox dar, weil das medizinische Fachpersonal im größten Teil der Welt immunkompromittierten und besonders Transplantationspatienten dazu rät, den Kontakt mit Tieren zu vermeiden, weil man sich um Ansteckungsrisiko, Allergien und Zoonosen von den Tieren sorgt. Paradoxerweise ist diese Sorge nicht rational, geschweige denn medizinwissenschaftlich fundiert. Das Gegenteil ist der Fall.

Es wäre viel nötiger, dass das Gesundheitspersonal die hospitalinterne Hygiene in den Griff bekommt, anstatt Kräfte daran zu verschwenden, Haustiere zu beschuldigen, unsauber und damit ein Risikofaktor für die Patienten zu sein.

Forschungen am Universitätsspital Zürich haben gezeigt, dass lungentransplantierte Haustierbesitzer deutlich besser genesen als Patienten ohne Tier. Ein Haustier verbessert verschiedene gesundheitsbezogene und klinische Parameter wie z.B. das Energieniveau, die Unabhängigkeit, die Zufriedenheit mit der eigenen Gesundheit und mit der allgemeinen Lebensqualität sowie soziale und gesundheitliche Zufriedenheit in Verbindung mit Transplantationen. Außerdem halbieren Haustiere sowohl die Angst als auch die Depression nach einer Organtransplantation.

Referenzen zu diesem Kapitel

Die Immunität und der Hund

1 Elenkov & Chrousos, 2006; Penkowa, 2012; Sternberg, 2006
2 Charnetski et al., 2004
3 Serpell, 1990,1991,1996
4 Li & Kawada, 2011; Li et al., 2010
5 Almqvist et al., 2003; Bufford & Gern, 2007; Ownby et al., 2002; Salo & Zeldin, 2009; Simpson, 2010

Die immunologischen Wirkmechanismen des Hundes

6 Barker et al., 2005; Charnetski et al., 2004
7 Charnetski et al., 2004
8 Cerutti et al., 2011
9 Sarkar et al., 2010
10 Sarkar et al., 2012
11 Elenkov & Chrousos, 2006; Sternberg, 2006
12 Irwin, 2008; Ziemssen & Kern, 2007
13 Virués-Ortega & Buela-Casal, 2006

14 Odendaal & Meintjes, 2003
15 Rojas Vega et al., 2012
16 Freeman et al., 2000
17 Freeman et al., 2000

Allergie gegen Hund – oder Hund gegen Allergie?

18 Strachan, 2000
19 Almqvist et al., 2003; Bufford & Gern, 2007; Bufford et al., 2008, Ownby et al., 2002; Simpson, 2010
20 Mandhane et al., 2009
21 Serpell, 1991, 1996
22 Mandhane et al., 2009
23 Simpson & Custovic, 2005
24 Almqvist et al., 2003; Bufford et al., 2008
25 Simpson, 2010
26 Ownby et al., 2002
27 Ownby et al., 2002
28 Fujimura et al., 2010; Simpson, 2010

So kann der Hund Ihrer Allergie entgegenwirken

29 Fujimura et al., 2010; Gern et al., 2004; Simpson, 2010

30 Bufford et al., 2008; Gern et al., 2004; Rock et al., 2003; Simpson, 2010

31 Fujimura et al., 2010

32 Reese et al., 2007

33 Strachan, 2000

34 Ramadour et al., 2005

35 Ownby et al., 2002

Immunschwächung und Zoonosen

36 Irani et al., 2006; Steele, 2008

37 Fine, 2010; Johnson et al., 2002

38 Hemsworth & Pizer, 2006; Steele, 2008;Sævik et al., 2014

39 Fine, 2010; Johnson et al., 2002

40 Friedman, 2009

41 Schantz, 1990

42 Banks & Banks, 2002

43 Schantz, 1990

44 Caprilli & Messeri, 2006; Marcus, 2012

45 Caprilli & Messeri, 2006

46 Khan & Farrag, 2000; Lefebvre et al., 2008a

47 Lefebvre et al., 2008b; Lenz et al., 2009; Lister, 1997; Strohmeyer et al., 2006; Weese et al., 2005

Keimübertragung via Bones and Raw Food (BARF)

48 Axelsson et al., 2013; Case, 2008; Coppinger & Coppinger, 2001; Driscoll & Macdonald, 2010; Schleidt & Shalter, 2003

49 Strohmeyer et al., 2006; Weese et al., 2005

50 Finley et al., 2008; Kruth, 1998

51 Lenz et al., 2009

52 Lister, 1997; Weese et al., 2005

53 Lefebvre et al., 2008b

54 Lenz et al., 2009

55 Finley et al., 2008

Lungentransplantation – nicht ohne meinen Hund

56 Irani et al., 2006

57 Irani et al., 2006; Johansson et al., 2014

58 Johansson et al., 2014

6

Die Wirkung des Hundes

auf Menschen mit Krebs

Laut Angaben der dänischen Krebsgesellschaft wird ein Drittel der dänischen Bevölkerung irgendwann im Leben von einer Krebserkrankung betroffen und die Anzahl der Dänen, die mit einer Krebsdiagnose leben, beträgt ca. 215.000. Ein Viertel aller Todesfälle in Dänemark sind auf Krebserkrankung zurückzuführen. Inwieweit man als Krebspatient von der Krankheit geheilt wird, hängt davon ab, welche Krebskrankheit man hat, wie bösartig (maligne) sie ist, wie weit gestreut (metastasiert) der Krebs ist, wie gut der allgemeine Gesundheitszustand ist und welche Behandlung man erfährt. Der Krebs besteht nicht aus einer Krankheit, sondern aus vielen unterschiedlichen Krankheiten, die mehr oder weniger bösartig oder gutartig (benigne) sein können.

Jede der einzelnen Krebsdiagnosen hat besondere Charakteristiken, die die Krebskrankheit kennzeichnen, z.B. das Entstehen der Krankheit, die Ursachen, die klinischen Verläufe, das Wachstums- und Streuungsmuster, Komplikationen oder Behandlungsempfindlichkeit. Ebenfalls gibt es gemeinsame Nenner in den Bevölkerungsgruppen, bei denen ein besonders großes Risiko besteht, an einer gegebenen Krebsform zu erkranken. Beispiele für diese gemeinsamen Nenner sind Geschlecht, Alter, Lebensstil und besonders Rauchen, die Exposition zu Strahlen oder anderen Krebserregern sowie auch Genetik.

Bösartiger Krebs besteht aus Tumorzellen, die sich relativ schnell teilen und ungehemmt wachsen, weil sie aufgehört haben, normal zu funktionieren. Dies ist im Grunde darauf zurückzuführen, dass die Gene der Zellen mutiert sind. Die Krebszellen werden früher oder später das umliegende Gewebe einnehmen, und falls keine Antikrebsbehandlung eingeleitet wird, werden die bösartigen Zellen in Teile des Körpers oder gar in den ganzen Körper streuen und Metastasen bilden (gestreute Krebsgeschwülste ausgehend von dem primären Krebsknoten). Die Krebszellen streuen nicht nur, sie sabotieren auch die normalen Funktionen der gesunden Zellen, weshalb eine unbehandelte, falsch behandelte oder übersehene Krebskrankheit maligner Art meist zum Tod führt.

Ist eine Krebsform diagnostiziert worden, kann es sich auch um eine ungefährliche und keine Symptome verursachende Krankheit handeln. Gutartige Tumore werden wahrscheinlich nur dann stören, wenn sie von einer solchen Größe sind, dass sie auf anderes Gewebe drücken und damit die normale Funktion des Gewebes behindern. Sollte dies der Fall sein, kann man in den meisten Fällen den Tumor entfernen. Dies kann auch dann in Frage kommen, wenn es sich um etwas handelt, das sich potenziell in eine bösartige Krebsform entwickeln kann.

Die Verwandlung einer normalen Zelle in eine Krebszelle passiert nicht auf einmal, sondern stufenweise. Es gehören viele Stufen in die falsche Richtung (Karzinogene) dazu, dass sich eine Zelle verändert und genügend mutiert, dass sie letztendlich eine Krebszelle wird. Unterwegs haben die eigenen Reparaturmechanismen der Zelle und die Immunabwehr dem Vorgang entgegengewirkt und all das getan, was beim Einzelnen machbar ist, um die Entwicklung des Krebses zu verhindern.[1] Die Rolle der Immunabwehr als Barriere gegen Krebs ist von wesentlicher Bedeutung, was dadurch illustriert wird, dass eine Immunschwächung (zum Beispiel durch krankhaften Stress) die Entwicklung von Krebs fördert. Die Stressreaktion und die erhöhten Stresshormone wirken den Zellen des Immunsystems entgegen und verringern die Immunabwehr.[2]

Behandlungsstrategien gegen Krebs

Wenn man eine Krebsdiagnose erhalten hat, liegt es an den Ärzten, zu handeln und eine Behandlungsstrategie zur Bekämpfung der Krankheit zu finden. Die Wahl der richtigen medizinischen oder chirurgischen Behandlung kann man oft nicht selbst beeinflussen oder ändern, weshalb sich viele Krebspatienten und ihre nächsten Angehörigen oft wie Zuschauer ihres eigenen Lebens fühlen. Es besteht kein Zweifel daran, dass die medizinische oder chirurgische Behandlung von Krebs unumgänglich und die einzige klinisch dokumentierte Methode zur Heilung ist. Trotzdem haben viele Krebspatienten und Angehörige das Bedürfnis, etwas mehr und anderes zu tun, um die Leere zu füllen und der Angst entgegenzuwirken, die eine Krebsdiagnose begleitet.

Deshalb gibt es eine Reihe von ergänzenden Therapieformen, die sich nicht nur bei den Patienten, sondern auch in vielen führenden Krebszentren in den USA durchgesetzt haben. Diese umfassen unter anderem (aber nicht nur) Musiktherapie, Massage, Meditation, Nahrungsmittelergänzung sowie nicht zuletzt Therapiehunde.[3] Gerade auf diesem Gebiet – vielleicht als einzigem – im Rahmen der Krebsbehandlung gibt es reichlich Möglichkeit, selbst aktiv teilzunehmen und zu handeln, Selbstbestimmungsrecht und das Gefühl, eine gewisse Kontrolle über die Situation und das eigene Leben zu haben, zu empfinden. Es ist daher nicht überraschend, dass dieser Zweig der modernen und ganzheitlich orientierten Krebsbehandlung sehr gefragt ist.

Es sind natürlich nicht nur Krebspatienten, die sich dieser Therapieformen bedienen, aber prozentual gibt es mehr Anwender dieser Methoden unter den überlebenden Krebspatienten als in der restlichen Bevölkerung.[4] Der nutzbringende Einfluss von Hunden in der Krebstherapie ist nicht nur hypothetisch, denn die Effekte sind in klinischen, wissenschaftlichen Studien untersucht. Es ist daher ein großes Potenzial damit verbunden, den Hund als Begleittherapie in Verbindung mit der Krebsversorgung anzuwenden.[5]

Der Hund als begleitende Therapie bei Krebserkrankung

Der Hund hat große Stärken als Begleittheraphie neben der konventionellen Krebsbehandlung. So haben wissenschaftliche Studien belegt, dass ein Hund Angst, Schmerzen, Depression, Spannungen, Stress und Müdigkeitssyndrom (Fatigue) reduziert. Gleichzeitig werden die Energie und die Laune bei krebserkrankten verbessert, sowohl wenn sie im Krankenhaus sind als auch bei ambulanten Patienten.[6] Die nützlichen Wirkungen sind höchst relevant für Krebspatienten, die von genau diesen Problemen betroffen sind. Das betrifft sowohl den Schock, die Diagnose Krebs zu erhalten, die Unsicherheit während des Aufdeckungs- und Behandlungsprogramms als auch die Angst vor der Zukunft. Außerdem werden durch die Chemo- und Strahlentherapie (zusammen Zytostatika genannt) eine Reihe von unerwünschten Nebenwirkungen ausgelöst, darunter allgemeine Müdigkeit, Übelkeit, Schmerzen usw. So haben mehrere Forschergruppen erkundet, wie der Hund vorteilhaft ergänzend zur Antikrebsbehandlung bei Kindern und Erwachsenen eingesetzt werden kann. Er kann mehrere Parameter für den Patienten verbessern kann, unter anderem das psychosoziale Wohlbefinden, die Aufgeschlossenheit, die Laune, die Lebensqualität und den Hospitalisierungsverlauf generell.[7]

Forscher haben die Bedeutung von Hunden (in diesem Fall Labradore oder Mischlingshunde) für an Krebs erkrankte Kinder, ihre Eltern, die Ärzte und Krankenschwestern des Krankenhauses untersucht. Neben der wissenschaftlichen Feststellung der nützlichen Wirkung auf Kinder gaben 94 % der Eltern an, dass der Hund eine positive Wirkung auf das Kind hatte. Unter den Ärzten und Krankenschwestern gaben 96 % an, dass der Hund eine nützliche Wirkung auf die krebserkrankten Kinder hatte, und 84 % des Personals gaben außerdem an, dass der Hund eine positive Wirkung auf die Eltern hatte.[8] So können Kinder, die in eine sehr schwierige und potenziell tödliche Situation gelangt sind, durch den Hund ein therapeutisches Hilfsmittel gewinnen. Dies wird von mehreren klinischen Krebsstudien bestätigt, die nachgewiesen haben, dass der Hund zu besserem Wohlbefinden sowie auch zu reduziertem Stress und zu einem besseren Krankenhausverlauf für krebsbetroffene, hospitalisierte Kinder und Erwachsene führt.[9]

Krebspatienten erhalten in vielen Fällen Chemotherapie ambulant, sodass sie zu Hause wohnen und in regelmäßigen Abständen oder täglich zur Behandlung im Krankenhaus erscheinen. Eine Studie an insgesamt 178 Krebspatienten untersuchte den Effekt der Behandlung mit Chemotherapie mit oder ohne Anwesenheit eines Hundes. Die hierfür verwendeten Hunde waren ein Border Collie und ein Shetland

Sheepdog. Der Einfluss des Hundes wurde an 89 der Krebspatienten gemessen, wonach man den Effekt mit den übrigen 89 Krebspatienten verglich, die ohne die Anwesenheit eines Hundes Chemotherapie erhielten. Es wurden sowohl subjektive Daten anhand der von den Patienten selbst genannten Symptome gesammelt als auch objektive paraklinische und klinische Parameter erhoben. Die Patienten litten an Brustkrebs, Lungenkrebs, Darmkrebs, Magenkrebs, Kopf- und/oder Halskrebs sowie einigen anderen Krebsformen. Diejenigen Patienten, die Chemotherapie in der Anwesenheit eines Hundes erhielten, erlebten signifikant weniger Depressionen und wiesen eine signifikant bessere Oxidation des Blutes und des Körpers im Vergleich zu der Kontrollgruppe auf, in der Patienten nicht von einem Hund begleitet wurden. Wenn ein Hund während der Chemotherapie anwesend war, blieben somatische (körperliche) Symptome ruhig, wohingegen sie sich bei Patienten ohne Hund verschlimmerten. Die Ursache dafür war laut Studie vermutlich, dass der Hund den Fokus der Patienten von der Krankheit ablenkt und das mit der Chemotherapie verbundene Unwohlsein mildert. [10]

In einer anderen, sehr viel kleineren Krebsstudie mit nur 30 Patienten wurde der Effekt von jeweils 12 Besuchen eines Hundes, 12 Besuchen einer Person oder 12 Sitzungen mit einer Lesegruppe in Verbindung mit Strahlentherapie über einen vierwöchigen Zeitraum untersucht. Die Ergebnisse ergänzen die der oben genannten Studie: Die Tendenz war weniger Angst und eine verbesserte emotionale Gesundheit derjenigen Krebspatienten, die Gesellschaft von einem Hund hatten im Vergleich zu denjenigen, die diese Gesellschaft nicht genießen konnten.[11] Diese Studie ist jedoch noch nicht von großer Signifikanz, da sich in jeder Gruppe nur zehn Patienten befanden. Es sind also noch Untersuchungsergebnisse von weiteren Studien abzuwarten.

Der Hund schützt seinen Besitzer vor Krebs

Man hat auch den Effekt verschiedener Tiere, insbesondere des Hundes, auf die Entwicklung von Lymphkrebs (Lymphom) untersucht. Es zeigte sich, dass der Hund seinen Besitzer vor Lymphomen schützt und dass dieser Schutz umso besser ist, je länger man schon Hundebesitzer ist.[12]

Lymphkrebs gehört einer besonderen Gruppe von Krebserkrankungen an, die außerhalb der onkologischen Abteilungen behandelt werden. Sie gehören in das Spezialgebiet der Hämatologie, welches sich mit Krebs in Blut, Lymphsystem und Knochenmark beschäftigt. Wenn man von Krebs in den Lymphozyten betroffen ist, ist die Immunabwehr von Krebs befallen, weshalb es sich um eine besonders ernsthafte

Krankheit handelt. Lymphkrebs trifft die Immunzellen, die am allermeisten spezialisiert sind, weshalb Lymphom-Patienten nicht nur von Krebs, sondern auch von einer
defekten Abwehr betroffen sind.

Studien zeigen, dass das Risiko, an Lymphkrebs zu erkranken, signifikant reduziert
ist, wenn man irgendwann im Leben einen Hund gehabt hat – und je länger man den
Hund gehabt hat, desto geringer ist das Krebsrisiko. Die Studie zeigt auch Ergebnisse
mit anderen Tieren wie Katzen und landwirtschaftlichen Nutztieren und kommt zu
dem Ergebnis, dass Vieh und Schweine das Risiko von Lymphkrebs erhöhen können,
wohingegen der Effekt bei Katzen umgekehrt ist.[13]

Niemand kennt die genaue Ursache dafür, warum manche Personen an
Lymphkrebs erkranken. Forscher haben aber mittlerweile nachweisen können, dass es einen Zusammenhang zwischen einer defekten (allergischen)
oder geschwächten Abwehr und der Entwicklung von Lymphkrebs gibt. Es
lässt sich eine erhöhte Häufigkeit von Lymphkrebs bei HIV/Aids-Patienten
beobachten, bei denen die T-Lymphozyten durch das Virus gestört sind. Die
Fähigkeit des Hundes, bei Allergien Abhilfe zu schaffen und die Abwehr zu
verbessern, kann somit zur Erklärung dafür beitragen, wie der Hund seinen
Besitzer vor Lymphkrebs schützt.[14]

Die Antikrebs-Wirkung des Hundes kommt jedoch auch bei anderen Krebsformen
außer Lymphkrebs zum Tragen. So wurde nachgewiesen, dass die Gesellschaft eines
Hundes die Symptome bei Krebspatienten mit Lungenkrebs, Magen-Darm-Krebs,
Brustkrebs, Kopf- oder Halskrebs u. a. in Schach hält.[15] Andere Untersuchungen haben
bestätigt, dass die Hundebesitzer großen Nutzen von ihrem Haustier haben, wenn sie
an Krebs erkrankt sind. Dies nicht zuletzt in der terminalen Phase, wo der größte Teil
der Patienten angibt, dass sie das Tier als eine große Hilfe und Unterstützung in einer
schweren Zeit betrachten.[16] Wie im folgenden Abschnitt beschrieben, hat der Hund
mehrere Eigenschaften, mit denen er sowohl Kindern als auch Erwachsenen in einer
der schwierigsten Situationen im Leben beistehen kann, nämlich dann, wenn sie von
einer tödlichen Krebskrankheit betroffen sind.

Der Einfluss von Hunden auf Menschen mit Krebs

Die Abwehr hat eine entscheidende Bedeutung für unsere Fähigkeit, Zellschäden und der Entwicklung von Krebs zu widerstehen. Dies geschieht unter anderem dadurch, dass die Lymphozyten ständig das Gewebe des Körpers auf Krebsveränderungen überwachen und screenen.[17] Die Lymphozyten können jedoch, wie auch die übrigen Zellpopulationen in der Abwehr, aus verschiedenen Gründen kompromittiert werden. Nicht zuletzt durch Stress, da andauernde *Fight or Flight*-Reaktionen mit erhöhter Konzentration von Kortison und Adrenalin im Blut die Abwehr schwächen. Chronischer Stress kann deshalb zu den biologischen Prozessen beitragen, die Grundlage für die Entwicklung von Krebs sind, und zwar sowohl für Blutkrebs als auch für Krebs in den Leukozyten (Leukämie), Lymphome und eine Reihe weiterer Krebsformen.[18] Neben andauerndem Stress kann auch eine unbehandelte Depression zu einer Schwächung der Abwehr führen, die so ernsthaft ist, dass der Zustand zur Entwicklung von Krebs beiträgt.[19]

Neben diesen physiologischen Wirkungen hat der Hund auch einige biochemische Wirkmechanismen, die zu einer besseren Gesundheit und reduziertem Vorkommen von Krebs beitragen können. Die Fähigkeit des Hundes, unsere Produktion und Ausschüttung bestimmter Botenstoffe/Hormone wie z.B. Prolaktin, Endorphin und Dopamin sehr schnell zu erhöhen, trägt nämlich auch zu der Tumorüberwachung des Immunsystems und einer Reihe von krebshemmenden Prozessen bei.[20]

Prolaktin verstärkt spezifisch das Immunsystem der Menschen und aktiviert sowohl die Antistoff- als auch die zellkontrollierte Immunität.[21] Es ist auch in die stufenweisen Zellveränderung der Krebsentwicklung involviert. Obwohl sein Beitrag also gleichzeitig ein positiver und negativer Faktor ist, hat Prolaktin die Fähigkeit aufgewiesen, ein besonderes krebsbezogenes Molekül zu hemmen („Proto-onkogen B-Zell CLL/Lymphom 6", kurz BCL-6 genannt) welches unter anderem Lymphkrebs und Brustkrebs verursacht.[22] Des Weiteren ist erwiesen, dass die Blockierung von BCL-6 durch Prolaktin sowie dessen Involvierung in andere molekulare Zellmechanismen das Streuen der Krebszellen hemmen kann, weshalb Prolaktin der Invasion der Krebszellen in anderes Gewebe und der Metastasierung in andere Teile des Körpers entgegenwirkt.[23]

Auch die Konzentration von Endorphin wird gesteigert, wenn wir mit einem Hund zusammen sind. Endorphin hat mehrere wesentliche Wirkungen, die Stressreaktionen hindern, die Immunabwehr verbessern und Fälle von Brust- und Prostatakrebs reduzieren.[24] Der krebshemmende Effekt von Endorphin besteht in der Deaktivierung des sympathischen Nervensystems (*Fight or Flight*), einer Vermehrung der Leukozytenzahl inklusive NK-Zellen sowie einer Änderung des molekularen Mikromilieus des

Tumorgewebes.[25] Eine Endorphintherapie kann deshalb wahrscheinlich zukünftig als Teil einer krebsvorbeugenden Strategie eingesetzt werden.

Auch die Ausscheidung von Dopamin wird durch die Gesellschaft eines Hundes erhöht. Dies ist von zentraler Bedeutung sowohl für die Einwirkung des Hundes auf die Körperabwehr als auch für deren Entgegenwirken gegen Krebsentwicklung.[26] Dopamin besitzt eine immunregulierende Doppelrolle, die einerseits die ruhenden T-Lymphozyten aktiviert und andererseits die schon aktiven Lymphozyten deaktiviert.[27] Letzteres ist zentral für einen krebshemmenden Effekt bei Lymphomen, da die Lymphozyten, die den Lymphkrebs entstehen lassen, hyperaktiv geworden sind und deshalb unkontrolliert als Krebszellen wachsen. In diesem Zusammenhang ist es interessant, dass eine Dopamin-Zugabe nicht nur das Wachstum solcher schnell wachsenden bösartigen Lymphozyten hemmt, sondern nachweislich auch das Überleben bösartiger Zellen blockiert und deren spezifischen Zelltod verursachen kann.[28] Die Ergebnisse dieser Forschung bedeuten, dass Dopamin eventuell als Heilbehandlung für gewisse Krebsformen angewendet werden kann.

Weil ein Hund schon nach ca. fünfzehnminütiger Gesellschaft mit uns Menschen unseren Dopaminspiegel erhöht, ist es vielleicht nicht überraschend, dass der Hund das Entstehen von Lymphkrebs bei seinem Besitzer verhindern kann.[29] Dopamin kann vermutlich die Krebsentwicklung hemmen – sowohl durch eine Regulierung und Ausgleichung der Zellaktivitäten des Abwehrsystems als auch durch einen direkten Antikrebseffekt auf bösartige Krebszellen.[30] Da Lymphkrebs, wie erwähnt, oft bei Personen mit Allergie entsteht, soll die Fähigkeit des Hundes, allergische Krankheiten, Asthma und Atopie zu reduzieren, auch hier erwähnt sein, da diese Einwirkung ebenfalls für den Antikrebseffekt des Hundes relevant ist.

Die immunologischen und hormonellen Wirkungen des Hundes können gemeinsam ganz entscheidend für die Möglichkeit des Hundebesitzers sein, krebserregende Zellschäden zu vermeiden und Krebs zu widerstehen. Die überzeugende Fähigkeit des Hundes, das Vorkommen von Lymphomen zu reduzieren – einer Krebskrankheit, die in Relation zu Abschwächung der Abwehr entsteht – wird von den oben genannten biologischen Wirkmechanismen bestätigt.[31] Neben der Risikominderung für Krebserkrankungen hat der Hund die Fähigkeit, uns zu stärken, sodass wir eine Krebskrankheit und die Antikrebsbehandlung besser durchstehen können. So zeigen die Ergebnisse von Orlandi et al. (2007), dass die Gesellschaft eines Hundes die Symptome bei Patienten mit Brustkrebs, Lungenkrebs, Margen-Darmkrebs, Kopf- und Halskrebs u. a. in Schach halten.

Der Hund wirkt jedoch nicht nur auf die Biochemie, die Physiologie, die Immunität, die Hormonausschüttung und das Nervensystem des Körpers: Auch einige der am besten beschriebenen und bekanntesten Wirkungen des besten Freundes des Menschen spielen sich in Form von psychologischen und psychosozialen Verbesserungen im Kopf ab.[32]

Ein Hund kann unsere Überlebenschance in Verbindung mit Krebs allein dadurch verbessern, dass er uns eine starke soziale Unterstützung und die beste Freundschaft der Welt bietet. Es ist wohlbekannt, dass das Überleben von Krebspatienten stark mit sozialen Netzwerken und Freundschaften des Patienten verbunden ist. Die Krebssterblichkeit ist am höchsten bei den Patienten mit den schlechtesten sozialen Netzwerken, den Alleinstehenden, Einsamen oder sozial Isolierten.[33]

Der Hund hat eine starke Fähigkeit, das Selbstwertgefühl, die Geborgenheit und das soziale Kapital seines Besitzers zu stärken.[34] Wie in Kapitel 1 beschrieben, besitzt der Hund *Theory of Mind*. Diese Qualitäten und die empathischen und soziokognitiven Fähigkeiten knüpfen ein Band von Freundschaft, Loyalität und Zusammenhörigkeit zwischen Hund und Besitzer. Hierbei erreicht der Hundebesitzer eine größere Lebensqualität, bessere Laune, weniger Stress und Angst, was auf die Gesundheit und insbesondere auf die Überlebenschance bei multifaktoriellen Krankheiten wie Krebs abfärben kann.[35]

Zu den sozioemotionalen und psychologischen Wirkungen gehört auch der Ablenkungseffekt des Hundes: Er lässt uns die Symptome, die Krankheit, und das Gefühl von Hilflosigkeit für eine Weile vergessen. Mit der Entdeckung der sensorischen und tierspezifisch reagierenden Neuronen des menschlichen Gehirns, welche aktiviert werden, wenn wir den Hund ansehen, hat der Ablenkungseffekt ein zellbiologisches und neurologisches Fundament bekommen.[36] Die Bedeutung der Ablenkung (Distraktion) ist schon seit den 1950er Jahren bekannt und angewendet worden, aber erst jetzt ist sie auf zellbiologischer Ebene messbar. Damit ist nicht länger nur von einem subjektiven Phänomen die Rede. Der Ablenkungseffekt des Hundes sowie seine Fähigkeit, der beste und gesündeste Freund des Menschen zu sein, ist detailliert in Dr. James Serpells Buch *In the Company of Animals: A Study of Human-Animal Relationships* beschrieben.

Das Infektionsrisiko bei Krebspatienten

Als Krebspatient wird man mit Chemo- und Strahlentherapie behandelt, die beide das Immunsystem ganz deutlich abschwächen. Chemo- und Strahlentherapie sind sogenannte Zytostatika, d. h. sie hemmen das Wachstum von Zellen oder töten die Zellen des Körpers, was leider sowohl für gesunde Zellen als auch für die Krebszellen gilt. Man kann deshalb die Wirkung von Chemo-/Strahlentherapie auf gesundes und krankes Gewebe nicht voneinander trennen. Da jedoch der Angriffspunkt der Behandlung meistens der Teilungsprozess der Zelle ist (Mitose), ist die Behandlung nach den quantitativen Unterschieden eingerichtet, also nach der Häufigkeit, mit der Krebszellen und gesunde Zellen sich teilen. So haben bösartige Tumorzellen im Verhältnis zu den meisten gesunden Zellen des Körpers viele Zellteilungen, weshalb die Krebszellen im Verhältnis stärker von der Behandlung betroffen werden als die übrigen Zellen. Das bedeutet auch, dass die übrigen (gesunden) Zellen des Körpers, die die meisten Zellteilungen aufweisen sowie die Zellen im Knochenmark, Mund- und Rachenschleimhaut, Verdauungskanal und den Haarsäcken, relativ mehr und schneller von zytostatischen Nebenwirkungen (dem unbeabsichtigten Zelltod) betroffen werden als die Zellen, die selten Mitosen aufzeigen. Da die Zellen des Immunsystems im Knochenmark produziert werden, entsteht ein deutlicher Immundefekt als Nebenwirkung der Chemo-/Strahlentherapie. Deshalb muss man als Krebspatient einige Gegenmaßnahmen ergreifen, weil das Risiko, angesteckt zu werden und eine Infektion zu bekommen, größer ist. Somit ist eins der größten Hindernisse für die Einführung von Therapiehunden in Krankenhäusern die Sorge, dass der Hund ansteckende Krankheiten auf die immunkompromittierten Krebspatienten übertragen könnte.

Obwohl es nicht oft vorkommt, kann ein Hund potenziell mit humanpathologischen Bakterien wie z.B. Staphylokokken und anderen gefährlichen Bakterien vom Typ 'Clostridium difficile'[37] sowie einer Reihe von anderen Bakterien und Mikroorganismen angesteckt sein.[38] Diese Infektionen und die eventuelle Übertragung von Tier zu Mensch oder umgekehrt ist jedoch vermeidbar, wenn man den Hygieneregeln folgt, die in *Guidelines for animal-assisted interventions in health care facilities* beschrieben sind.[39] In diesem Zusammenhang haben Studien das Risiko untersucht, das Krebspatienten und andere Patienten mit geschwächter Abwehr beim Umgang mit Therapie- und Besuchshunden haben. Das Ergebnis ist, dass es keine Infektionsprobleme aufgrund der Anwesenheit des Hundes bei Kontakt mit immunkompromittierten Krebspatienten gegeben hat.[40] Die guten Ergebnisse sind für sowohl Erwachsene als auch für Kinder mit schwacher Immunabwehr beschrieben. Die Forscher haben belegt, dass sich das Vorkommen von Infektionen durch die Anwesenheit von Hunden nicht verändert. In Übereinstimmung damit sind keine Fälle von durch Hunden übertragene Infektionen bei Patienten gefunden worden, selbst nicht nach Tausenden von Hundebesuchen bei Patienten.[41]

Ergänzend zu den primären krebsbedingten Symptomen erleben Krebspatienten oft eine Reihe von allgemeinen Symptomen wie z.B. sehr ausgeprägte Müdigkeit, Angst vor der Zukunft, Schmerzen und Mutlosigkeit. Diese allgemeinen Symptome gehören zu der Gruppe von Leiden, auf welche ein Therapiehund dokumentierte Wirkung hat, weshalb die Zytostatika-Behandlung sehr vorteilhaft von ergänzenden Sitzungen mit einem Therapie- oder Besuchshund begleitet werden kann.[42]

Der Kontakt mit einem professionellen AAA-/AAT-Hund oder dem eigenen Haustier ist nicht nur deshalb nützlich, weil er den üblichen Symptomen der Patienten abhilft und damit die Lebensqualität verbessert, sondern er kann auch für den Verlauf und den Ausgang der Krebskrankheit entscheidend sein. Die bekannte Wirkung des Hundes auf die Reduzierung von Stress, Depression und Angstleiden kann verhindern, dass diese Faktoren Einfluss auf eine Verschlechterung und das Streuen des Krebses nehmen.[43] Ultimativ kann die Anwesenheit eines Hundes damit für die Überlebenschancen des Patienten Bedeutung haben. Dies wird von der wissenschaftlichen Literatur unterstützt, in der nachgewiesen ist, wie der Hund sowohl Kindern als auch Erwachsenen Hilfestellung leisten kann, wenn sie am verwundbarsten sind, wie etwa im Falle einer ernsthaften Krebserkrankung.[44]

Der Hund in der Krebsdiagnostik

Sehr überraschend hat sich herausgestellt, dass Hunde mit großer Sensibilität und Genauigkeit Krebs erschnüffeln können.[45] Die Entdeckung dieser Tatsache ging von einer Patientin aus, deren Hund nicht von einem bestimmten Muttermal ablassen wollte: Er wollte es ununterbrochen beschnüffeln und versuchte, es zu beißen, auch durch die Kleidung hindurch, während alle übrigen Muttermale der Patientin vom Hund unbeachtet blieben. Als die Patientin aufgrund des Verhaltens des Hundes zum Arzt ging und das Muttermal entfernt wurde, stellte sich heraus, dass es sich um ein malignes Melanom handelte, welches in unbehandeltem Zustand eine aggressive und tödliche Krebsform ist.[46] Dank des Einsatzes des Hundes wurde das bösartige Krebsgewebe frühzeitig entfernt, was der Patientin das Leben rettete.

Nach diesem Fall hat eine Reihe heroischer Hunde ähnliche Funde gemacht und ihre Besitzer vor Krebskrankheiten gerettet, und zwar zu einem viel früheren Zeitpunkt, als der Hundebesitzer oder dessen Arzt sonst reagiert hätte bzw. wenn sie überhaupt die Krebskrankheit entdeckt hätten.[47] Dies hat dazu geführt, das im Ausland, u. a. in den USA, Hunde speziell zur Krebsdiagnostik ausgebildet werden. Hierfür sind die meisten Hunderassen geeignet. Die Forscher haben besonders großen Erfolg mit der Anwendung von Cockerspaniels gehabt, aber auch Labrador Retriever und einige andere Rassen können lernen, Krebserkrankungen beim Menschen zu entdecken.[48]

Untersuchungen zeigen, dass Hunde anscheinend Krebsgeruch über die Atemluft, die Haut oder den Urin der Patienten wahrnehmen können. Dies ist auf krebsspezifische Geruchsmoleküle oder chemische Substanzen zurückzuführen, die sich in den verschiedenen Geweben, Flüssigkeiten oder der Luft befinden, die wir ausatmen – und das sogar dann, wenn der Krebs in Organen ohne unmittelbare Verbindung zu beispielsweise Urin oder Atemluft sowie im Dickdarm oder in der Brust lokalisiert ist. Der Hund ist auf überraschende Weise in der Lage, zwischen Krebs und anderen Krankheiten im

Gewebe zu unterscheiden. Dies haben Untersuchungen an Kontrollgruppen ergeben, deren Mitglieder an anderen ernsthaften Krankheiten außer Krebs litten.

Tatsächlich kann man ganz normale Familienhunde unterschiedlicher Rassen dazu trainieren, Brust- oder Lungenkrebs mit einer sehr großen Genauigkeit und Sensibilität zu entdecken.[49] Hunde haben sowohl Brust- als auch Lungenkrebs durch Riechen an Proben der Atemluft der Patienten identifiziert. Die Forscher präsentierten den Hunden sowohl Krebsproben als auch Kontrollproben (ohne Krebs) im Blindtest, d. h. niemand wusste, welche Proben die Atemluft der Krebspatienten enthielten und welche aus der Kontrollgruppe stammten. Obwohl der Hund sich nur an einer Probe mit Atemluft orientieren konnte, gelang es ihm sehr überzeugend, die Proben mit Brust- und Lungenkrebs korrekt zu diagnostizieren.

Bisher hatte man nicht einmal gewusst, dass Krebspatienten einen krebsbezogenen Geruch in ihrer Atemluft haben. Der nächste Schritt in der Forschung wird sein, den Stoff oder die Stoffe zu identifizieren, die vom Hund registriert, erkannt und mit Krebs in Verbindung gebracht werden können. Egal wie lange es dauern wird, solche Moleküle zu identifizieren, die von Hunden anscheinend leicht zu erkennen sind – es ist eine Tatsache, dass ein Hund unter ansonsten gleichen Umständen eine wesentlich billigere, einfachere und viel patientenfreundlichere Diagnosemethode ist als die Alternative, nämlich ein umfassender chirurgischer Eingriff mit Gewebeprobe und nachfolgender ein- bis zweiwöchiger Wartezeit auf die Antwort.

Referenzen zu diesem Kapitel

1   Inbar et al., 2011; Reiche et al., 2004

2   McGregor & Antoni, 2009; Reiche, 2004

Behandlungsstrategien gegen Krebs

3   Brauer et al., 2010; Knisely et al., 2012; Marcus, 2012

4   Anderson & Taylor, 2012

5   Knisely et al., 2012; Marcus, 2012; Orlandi et al., 2007; Tranah et al., 2008

Der Hund als begleitende Therapie bei Krebserkrankung

6   Coakley & Mahoney, 2009; Fine, 2010; Friedmann & Son, 2009; Marcus, 2013; Marcus et al., 2012; Orlandi et al., 2007

7   Bouchard et al., 2004; Caprilli & Messeri, 2006; Knisely et al., 2012; Marcus, 2012,2013

8   Caprilli & Messeri, 2006

9   Bouchard et al., 2004; Caprilli & Messeri, 2006; Gagnon et al., 2004; Larson et al., 2010; Serpell, 1996

10 Orlandi et al.,2007

11 Johnson et al., 2008

Der Hund schützt seinen Besitzer vor Krebs

12 Tranah et al., 2008

13 Tranah et al. 2008

14 Hansen et al., 2000; Penkowa & Hansen, 1998

15 Orlandi et al. 2007

16 Larson et al., 2010

Der Einfluss von Hunden bei Menschen mit Krebs

17 Li & Kawada, 2011; Inbar et al., 2011; McGregor & Antoni, 2009; Reiche et al., 2004

18 Inbar et al., 2011; McGregor & Antoni, 2009

19 Reiche et al., 2004

20 Odendaal & Meintjes, 2003

21 Freeman et al., 2000; Rojas Vega et al., 2012

22 Tran et al., 2011

23 Nouhi et al., 2006; Tran et al., 2011

24 Kovalitskaya & Navolotskaya, 2011; Sarkar et al., 2012

25 Sarkar et al., 2012

26 Odendaal & Meintjes, 2003

27 Sarkar et al., 2010

28 Meredith et al., 2006

29 Odendaal & Meintjes, 2003; Tranah et al., 2008

30 Rubí & Maechler, 2010; Meredith et al., 2006

31 Inbar et al., 2011; Tranah et al., 2008

32 Fine, 2010; Friedmann & Son, 2009; Olmert, 2009; Serpell, 1996; Walsh, 2009a,b

33 Hawkley & Cacioppo, 2003; Reiche, 2004

34 Headey et al., 2002; Headey & Grabka, 2007; McConnell et al., 2011; Wood et al., 2007

35 Fine, 2010; Reiche, 2004; Serpell, 1996

36 Mormann et al., 2011

Das Infektionsrisiko von Krebspatienten

37 Marcus, 2012; Penkowa, 2012

38 Hemsworth & Pizer, 2006; Steele, 2008; Sævik et al., 2014

39 Lefebvre et al., 2008a

40 Caprilli & Messeri, 2006; Friedmann & Son, 2009; Hemsworth & Pizer, 2006

41 Banks & Banks, 2002

42 Marcus, 2012

43 McGregor & Antoni, 2009; Reiche, 2004

44 Bouchard et al., 2004; Caprilli & Messeri, 2006; Fine, 2010; Gagnon et al., 2004; Larson et al., 2010; Marcus, 2012; Orlandi et al., 2007; Serpell, 1996

Der Hund in der Krebsdiagnostik

45 Church & Williams, 2001; Sonoda et al., 2011; Williams & Pembroke, 1989; Willis et al. 2004

46 Williams & Pembroke, 1989

47 Church & Williams, 2001

48 Willis et al., 2004

49 McCulloch et al., 2006

7

Canis lupus therapeuticus

Der Hund hat viele zellulare und molekulare Wirkungsmechanismen, mit denen er die Gesundheit der Menschen, ihre Lebensqualität und Resistenz gegen Krankheiten verbessert. Damit hat er viele biologische Effekte, z.B. physiologische, neurologische und psychologische/kognitive, wodurch er seinen Besitzer oder andere Personen, die mit ihm zusammen sind, beschützt – unter anderem auch vor Krebs. Spezifische Details zu den einzelnen Wirkmechanismen sind in diesem Buch in Zusammenhang mit den relevanten Krankheiten oder gesundheitsrelevanten Themen beschrieben, auf die sie sich beziehen.

In diesem Kapitel werden die biologischen Stärken und Wirkmechanismen des Hundes im Überblick über seine wichtigsten Einsatzgebiete im Dienste unserer Gesundheit gezeigt. Dabei werden nur diejenigen berücksichtigt, die in der wissenschaftlichen Literatur beschrieben sind und zu denen öffentlich zugängliche Publikationen vorliegen (s. Literaturliste ganz hinten im Buch).

Die Top 10 der gesundheitsfördernden Wirkungen des Hundes

1. Der Hund hat durch Reduktion der Stresshormone Kortisol und Adrenalin sowie durch Dämpfung des *Fight or Flight*-Zustandes im sympathischen Nervensystem eine entspannende Wirkung.
2. Der Hund kann unser Wohlbefinden und unsere Lebensfreude über Änderungen in den Botenstoffen/Hormonen wie z.B. Endorphin, Dopamin, Oxytocin, Prolaktin und Beta-Phenylethylamin fördern.
3. Der Hund bewirkt eine physiologische Reduktion des Blutdrucks und verbessert den prozentualen Sauerstoffanteil im Blut, was zu einer Reduktion der Herz-Kreislauf-Krankheiten und zu besseren Überlebenschancen bei diesen Erkrankungen führt.
4. Der Hund kann zu einer Senkung von Risikofaktoren wie z.B. Cholesterin- und Fettgehalt im Blut führen, weshalb er einen verbesserten Kreislauf, weniger Arterienverkalkung und geringeres Vorkommen von Blutgerinnseln bewirkt.
5. Der Hund hat eine antidepressive und angstdämpfende Wirkung, die unter anderem über Aktivitätsveränderungen in spezifischen Hirnregionen stattfindet, beispielsweise in der Amygdala und in den Stirnlappen.
6. Der Hund kann einen immunstärkenden und -regulierenden Effekt haben, der die Immunabwehr zellular und molekular optimiert und damit Allergien, Asthma und Krebs entgegengewirkt.

7. Die Nähe und die Freundschaft des Hundes sind nachweislich genauso gut wie die Freundschaft eines Menschen, weshalb der Hund ein soziales Bedürfnis erfüllen kann, das für unsere Gesundheit von Bedeutung ist.

8. Der Hund kann das soziale Kapital und die Rolle in der Gesellschaft von Menschen verbessern. Er stellt ein soziales und emotionales Schmiermittel dar, das den Kontakt zur Umwelt und die Auffassung anderer verbessert, was wiederum eine bessere Selbstauffassung sowie eine bessere soziale Interaktion und bessere Motivation auslösen kann.

9. Der Hund kann uns in positiver Weise ablenken, sodass wir unsere Krankheit oder unseren Schmerz mehr oder weniger vergessen. Damit werden wir von unserem eigenen Elend und unserer Hoffnungslosigkeit abgelenkt. Dieses passiert u. a. über die tierspezifischen Neuronen des menschlichen Gehirns, die beim Anblick eines Hundes aktiviert werden.

10. Ein Therapiehund hat keine Nebenwirkungen, wie sie bei gängigen Medikamenten bedauerlicherweise vorkommen können. Damit ist nicht gesagt, dass Hunde pharmazeutische Behandlungsstrategien jemals ersetzen werden oder können, aber sie können den Verbrauch von Medikamenten auf nebenwirkungsfreie Weise reduzieren.

Medizinwissenschaftliche Gebiete, die von Therapiehunden profitieren werden

Die Einflüsse des Hundes auf Menschen können je nach ihrer Wirkung nach den medizinischen Spezialgebieten unterteilt werden.

Dies sind die folgenden:
• Biochemie (Botenstoffe, Hormone)
• Physiologie (Blutdruck, Oxidation, Schmerzleitung)
• Immunologie (Antistoffe, Leukozyten, Cytokine)
• Neurologie (Hirnaktivität, neuronale Transmission, autonomes Nervensystem, sensorische und motorische Aktivitäten)
• Endokrinologie (Hypothalamus, Hypophyse, Nebennierenrinde und -mark)
• Psychologie und Kognition (Angst-, Stress- und Depressionsreduktion)
• Soziologie und Sozioemotionen (Selbstwertgefühl, Geborgenheit, Kommunikation, soziales Kapital).

8

Nur für Kinder

Egal, welche Beziehung Kinder zu ihren Eltern oder anderen Erwachsenen haben: Sie haben fast alle von Natur aus Vertrauen und Zutrauen zu einem Haustier und ziehen es oft einem Erwachsenen vor, um mit ihm über Probleme zu reden oder ein Geheimnis zu teilen.

Der Begriff „Pet Therapy" (Haustiertherapie) wurde von dem amerikanischen Kinderpsychologen Boris Levinson (1908-1984) eingeführt, der als Pionier erstmals die Anwendung von Therapiehunden bei Kindern in Verbindung mit verschiedenen Schwierigkeiten und Leiden vorstellte.[1] Dr. Levinson hat beschrieben, wie die Bindung zwischen einem Hund und einem Kind eine Lebenslinie darstellen kann und herausgearbeitet, dass die Anschaffung eines Haustiers eine Möglichkeit ist, wie die Menschheit ihren gesunden Verstand erhalten kann. Durch einen Zufall hat er entdeckt, wie die Anwesenheit des Hundes Jingles ein Kind zum Besseren verändern konnte, weshalb er Jingles als "Canine Co-Therapist" beschrieben hat.

Seither hat eine wachsende Anzahl von Therapeuten den Begriff weiterentwickelt und das Konzept erstellt, das heute AAT und AAA im Hinblick auf Kinder darstellt.

Die Organisation *4 Paws for Ability* in Xenia, Ohio, USA hat sich darauf spezialisiert, Service- und Therapiehunde speziell für Kinder mit verschiedenen Behinderungen zu trainieren, die u. a. (aber nicht nur) durch Gehirn- und Rückenmarksschäden, Down Syndrom, Autismus-Spektrum Störungen, Epilepsie, Diabetes, fötales Alkoholsyndrom (kommt vor, wenn Mütter während der Schwangerschaft alkoholisiert gewesen sind), Taubheit und Multibehinderungen entstanden sind.[2]

Der Film *Wonder Dogs* von Erik Olsen aus dem Jahr 2012 zeigt, wie Hunde trainiert werden und wie effektiv sie agieren, beispielsweise wenn es darum geht, bei Epilepsie zu alarmieren oder praktische Funktionen auszuführen wie z.B. das Licht an- oder auszuschalten. Der Film dauert knapp fünf Minuten und ist unter der Adresse [http://www.nytimes.com/video/magazine/100000001327520/wonder-dogs.html?emc=eta1] zu finden. Er ist sehr empfehlenswert![3]

Jeder, der einmal akut erkrankte oder bewusstlose Menschen erlebt hat, wird die Bedeutung des folgenden Einsatzes verstehen, der auf der Homepage von *4 Paws for Ability* beschrieben ist (Zitat):

"Our founder, Karen Shirk is alive today because of a service dog, Ben. Karen was home after open-heart surgery when a deadly mix of meds left her barely conscious and fighting for life. The phone rang and rang. Ben finally picked it up and placed it beside her, then began to bark. It was her dad, and he rushed over and got her the help she needed".

Einige Eltern werden sicherlich daran zweifeln, ob es mehr Vorteile als Nachteile bringt, sich einen Hund anzuschaffen, und einige meinen vielleicht auch, dass das Kind mit einem großen Plüschtier auskommen müsste, das nicht gefüttert, gehütet und zum Gassi gehen ausgeführt werden muss. Eine verständliche, aber keine vernünftige Überlegung, da nicht nur kranke und entwicklungsgestörte Kinder wie z.B. Autisten, sondern auch deren gesunde Schulfreunde völlig anders positiv und sozial reagieren, wenn sie ein echtes Tier antreffen, das bei Autismus auch bloß ein Meerschweinchen sein kann.[4] Zum Vergleich wurden das Verhalten, die Laune, die sozialen Interaktionen (Berührungen) und der Augenkontakt reduziert, wenn sie statt einem echten Tier mit Spielzeug konfrontiert wurden, egal welche Art, Größe und Funktion dieses hatte.

Eine deutsch/österreichisch/schweizerische Forschungsarbeit unter der Leitung von Andrea Beetz von der Rostocker Universität hat dieses bestätigt, da sie nachwies, dass das Zusammensein mit einem echten Hund viel beruhigender und entspannender auf unsichere Kinder wirkt als ein Spielzeughund oder eine freundliche erwachsene Person.[5]

Andrea Beetz und ihre Teamkollegen von den Universitäten Wien und Zürich-Irchel haben auch gezeigt: Je öfter ein unsicheres oder gestresstes Kind einen freundlichen Hund streichelt, desto stärker werden die Stresshormone des Kindes reduziert, auch dann noch, wenn das Kind stressigen Situationen ausgesetzt ist.

Die Schlussfolgerung hieraus ist, dass der echte Hund besser ist als Spielzeug und auch als andere Menschen, wenn es darum geht, Kindern eine schnelle Beruhigung, emotionale Unterstützung, Komfort und Geborgenheit zu geben. Der Hund kann sehr überzeugend der Stressreaktion der Kinder entgegenwirken und die Konzentration des Stresshormons Kortisol im Blut reduzieren.

Vielleicht ist es nicht überraschend, wenn Kinder es im Allgemeinen vorziehen, mit ihren Haustieren anstatt mit Menschen zu sprechen, wenn sie Probleme haben oder traurig sind. Hierbei ist es interessant, dass die Untersuchungen von Andrea Beetz zeigen, dass ein Therapiehund einen nützlichen Effekt hervorrufen kann. Für ihre Studien benutzte sie kleine und mittelgroße Therapie- und Schulbesuchshunde wie z.B. einen Cavalier King Charles Spaniel, ein Jack Russel Terrier, einen norwegischen Elchhund und zwei Mischlingshunde.

Der wichtigste Bestandteil ist somit die Menge der physischen Berührung, wenn das Kind das Fell des Hundes streichelt. Gerade diese Berührung des Hundes ist, wie Forscher feststellten, das, was den Spiegel des Hormons Oxytocin im Körper erhöht. Dieses ist relevant, da Oxytocin das Stresshormon Kortisol blockiert und eine mentale Ruhe, Geborgenheit, Empathie und soziale Bindungen zu anderen hervorruft.[6]

Es liegen auch Untersuchungen der nützlichen Wirkung des Therapiehundes auf Kinder und Jugendliche im Alter zwischen 7 und 17 Jahren vor, die einer sexuellen Belästigung ausgesetzt waren und deshalb traumatische Symptome aufwiesen.[7] Ein Therapiehund ist in der Lage, Kinder zu erreichen, die anderen Personen selten vertrauen und denen zu helfen bzw. zu denen einen Kontakt zu etablieren sehr schwierig sein kann. Dieses ist besonders dann problematisch, wenn die Missbrauchten selber Kinder bekommen, denn Untersuchungen haben gezeigt, dass sie als Eltern die Gewohnheiten und Verhaltensmuster der eigenen Eltern wiederholen – einschließlich des sexuellen Missbrauchs, der damit über Generationen fortgesetzt wird.[8] Die Entdeckung eines Forscherteams, dass ein Therapiehund eine signifikante Reduktion des Umfangs von traumatischen Symptomen von missbrauchten Kindern und Jugendlichen auslöst, ist deshalb von wesentlicher Bedeutung. So reduziert der Hund beispielsweise die klinischen Anzeichen von Depression, Angst, PTSD (Posttraumatisches Stresssyndrom), persönliche Verhaltensprobleme wie z.B. Zorn, Dissoziation und soziale oder sexuelle Störungen.[9]

Neben dem ruhigen, sicheren Verhalten des Hundes trägt seine Fähigkeit dazu bei, das Kind zu erreichen und nach und nach eine soziale Brücke zwischen Kind und Therapeut oder anderen teilnehmenden Erwachsenen aufzubauen. So ändern selbst die vernachlässigten und verunsicherten Kinder, die am meisten den Erwachsenen misstrauen, wie z.B. Kinder, die psychischen und/oder physischen Missbrauch oder Ablehnung erlebt haben, die Auffassung von einer Person, die mit einem ruhigen, vertrauensvollen Hund interagiert. Auf diese Weise überträgt das Kind einige der Eigenschaften des Hundes auf den Therapeuten, und auch die Geborgenheit und das Vertrauen, die der Hund ausstrahlt, können wiederum dem Kind zufließen.[10]

Eine weitere Qualität beim Therapiehund ist, dass das Kind vielleicht zum ersten Mal in seinem Leben ein anderes Individuum erlebt, das vollständig ohne Vorurteile ist und es nicht verurteilt, egal was es dem Hund erzählt oder anvertraut. Diese Erkenntnis führt zu einem Gefühl von Akzeptanz und gegenseitigem Vertrauen, das wiederum zu verbessertem Selbstvertrauen, Selbstwertgefühl und dem Gefühl von Tauglichkeit beiträgt. Der Hund bewirkt ebenfalls, dass sich das Kind geschätzt fühlt – und in tragischer Weise ist es in der Regel auch in Verbindung mit einem Hund, dass ein missbrauchtes Kind dieses positive Gefühl zum ersten Mal erlebt.

Für uns, die mit Therapiehunden arbeiten, ist obenstehendes Szenario nicht im Geringsten ungewöhnlich. Meine persönliche Erfahrung ist: Die wichtigste Determinante, um einen guten, empathischen und vertrauensvollen Kontakt zu Kindern zu bekommen, die Gewalt, mangelnder Fürsorge, Missbrauch oder anderer Misshandlung ausgesetzt waren, ist, dass ich von meinem einmaligen Co-Therapeuten Hilfe bekomme - dem stets beobachtenden, bezaubernden und ablenkenden Cockerspaniel Snubbi, der selbst nach drei Jahren Arbeit immer noch in der Lage ist, immer wieder eine soziale Brücke von Vertrauen, Geborgenheit und augenblicklicher Unbekümmertheit um sich herum zu etablieren.[11]

Referenzen zu diesem Kapitel

1 Fine, 2010; Katcher & Beck, 1983; Levinson, 1965; Serpell, 1996; Walsh, 2009a

2 http://4pawsforability.org (anvendt 24.01.2014)

3 http://www.nytimes.com/video/maga-zine/100000001327520/wonder-dogs.html?emc=eta1 (verwendet 24.01.2014)

4 Penkowa, 2012; O'Haire et al., 2013a

5 Beetz et al., 2012a

6 Beetz et al., 2012a,b; Olmert, 2009; Onaka et al., 2012

7 Dietz et al., 2012

8 Katcher & Beck, 1983; Levinson, 1965; Parish-Plass, 2008; Serpell, 1996; Walsh, 2009a

9 Dietz et al., 2012

10 Fine, 2010; Katcher & Beck, 1983; Levinson, 1965; Muñoz Lasa et al., 2013; Parish-Plass, 2008; Serpell, 1996; 11 Penkowa, 2012

11 Penkowa, 2012

9

Der Hund als Forschungsgebiet

Mit dem zunehmenden Wissen über das gesundheitsfördernde Potenzial des Hundes und mit unserer Erkenntnis, dass dieser nicht nur in ferner Vergangenheit, sondern auch heute noch eine entscheidende Rolle für unser Leben, unsere Lebensfähigkeit und unser Überleben in verschiedenen schwierigen und lebensbedrohenden Situationen spielt, ist momentan ein wahrer Boom in der internationalen Forschung zu Therapie- und Besuchshunden zu beobachten. Auch die Bedeutung der AAT-/AAA-Programme in Krankenhäusern nimmt zu. Das was in den 1900'ern als sporadische und unkonventionelle Untersuchungen der gesundheitlichen Wirkungen des Hundes auf den Menschen begann, ist heute ein medizinwissenschaftliches Forschungsgebiet in mehreren Ländern, wie z.B. in Deutschland, den USA, Australien, Kanada oder Japan. Der Titel *Hund auf Rezept* beschreibt damit die Tatsache, dass ein Hund uns nicht unbedingt nur als Haustier, Jagd- oder Wachhund dient, sondern uns auch vom Arzt zu Behandlungszwecken verschrieben werden kann.

Wissenschaftliche Methoden

Die wissenschaftliche Literatur in Bezug auf die gesundheitsfördernde Wirkung des Hundes ist dadurch gekennzeichnet, dass zwei grundlegende unterschiedliche Forschungsdisziplinen zur Erforschung der Gesundheitseffekte des Hundes beigetragen haben. Von außen ergibt sich daher leicht das Bild eines sehr bunten Spektrums. Auf der einen Seite gibt es sozialwissenschaftliche und psychosoziale Studien, die sich überwiegend deskriptiver Methoden bedienen, um den Hundebesitz mit einer Gesundheitsstatistik zu vergleichen. Die andere Art von Untersuchungen sind die medizinwissenschaftlichen, die sich in erster Linie mit klinisch kontrollierten Interventionen beschäftigen.

Egal welches Thema man wissenschaftlich vollumfänglich beschreiben möchte – es ist kein Geheimnis, dass sich jeder Forscher immer ein noch ein größeres wissenschaftliches Fundament mit noch mehr randomisierten klinischen Designs und biologischen Ursachenanalysen wünscht, statt sich deskriptiven oder retrospektiven Untersuchungen zu widmen, da ersteres eine größere Durchschlagskraft und einen größeren Wert besitzt, wenn man einen Behandlungseffekt bewerten soll. Man kann auch immer infrage stellen, ob eine gegebene Kontrollgruppe genügend Validität oder Relevanz hat und ob die Ergebnisse einer Studie wirklich unparteiisch sind (*unbiased*) oder wo eine mögliche Fehlerquelle (*bias*) liegen könnte.

Ein *biased* Forschungsergebnis kann zu einem gewissen Grad eine systematische Abweichung von der vollen Wahrheit enthalten. Ein Beispiel hierfür sind telefonische Haushaltsbefragungen zu Fernseh- und Essgewohnheiten. Diese werden oft von Hausfrauen beantwortet, die viel Zeit zuhause verbringen und selten von Berufstätigen, die fast nie zuhause sind. Im Ergebnis wird deshalb tendenziell das Fernsehen oder das Kochen überbewertet, während die Anzahl der Mahlzeiten, die im Restaurant/ Café oder in der Firmenkantine eingenommen werden relativ unterbewertet wird. Das Ergebnis einer solchen Haushaltsbefragung ist deshalb verzerrt, wenn man etwas über die Ess- und Fernsehgewohnheiten der gesamten Bevölkerung wissen möchte.

Der goldene Standard für die Arzneimittelforschung bei neuen Behandlungsmethoden (beispielsweise mit Medikamenten) sind kontrollierte klinische Versuche, die sowohl das neue Medikament als auch eine Kontrollbehandlung (Placebo) bewerten. Letztere bildet eine wichtige Vergleichsgrundlage für die Untersuchung der Wirkung des Medikamentes. Bei diesen Versuchen werden die Versuchspersonen meistens zufällig über das Losverfahren für die neue Behandlungsmethode bzw. das Placebo ausgewählt. Dieses Losverfahren wird Randomisierung (deutsch etwa „Verzufälligung") genannt. Diese Randomisierung und die Durchführung einer Kontrollbehandlung eliminieren Fehlerquellen so gut wie möglich.

Zu Beginn werden solche Medikamentenversuche blind vorgenommen. Dies wird immer dann angestrebt, wenn es um die Entwicklung von neuen medizinischen Präparaten wie z.B. Pillen, Tabletten, Kapseln usw. geht. Ein Versuch wird als „blind" bezeichnet, wenn weder die Behandelnden noch die Versuchspersonen wissen, wer das Medikament und wer das Placebo erhält. Damit wird eine bewusste oder unbewusste Beeinflussung des Resultates vermieden.

Erst wenn alle Analysen und statistischen Berechnungen zu den Reaktionen der Versuchspersonen auf das verteilte Medikament oder Placebo fertig behandelt sind, wird bekannt gegeben, wer welche Behandlung erhalten hat. Erst dann wird festgestellt, ob das neue Medikament einen Effekt hat, der sich von dem Placebo unterscheidet oder entscheidend besser ist als dieser. Ein Blindversuch ist nur machbar, wenn es sich z.B. um ein Medikament in Form von Tabletten handelt, zu dem man eine identisch aussehende Placebotablette herstellen kann. Die gleichen Prinzipien sind auch auf die AAT-/AAA-Forschung übertragbar, zum Beispiel wenn es um die Messung der Blutdruckveränderung bei Menschen nach einer Stunde Besuch durch einen Therapiehund mit dessen Besitzer geht. Die Kontrollgruppe dazu erhält eine Stunde „Kontrollbesuch" (entspricht dem Placebo) entweder vom Hundebesitzer alleine ohne Hund, von einem Plüsch-oder Roboterhund oder von einem anderen Tier wie z.B. einer Katze.

Der Effekt der Kontrollbesuche auf den Blutdruck ist sehr wichtig, um die Wirkung des Hundes an sich zu bewerten. Damit dem Hund ein echter Effekt zugeordnet werden kann, wie eben z.B. der blutdrucksenkende, muss bei denjenigen, die vom Therapiehund Besuch hatten, eine deutliche Blutdrucksenkung nachgewiesen sein, während dies bei denen, die Kontrollbesuche ohne Hund hatten, nicht der Fall war.

Wenn wir uns als Beispiel vorstellen, dass bei allen Versuchsteilnehmern eine gleichmäßige Blutdrucksenkung stattgefunden hat, d. h. sowohl bei denen mit als auch bei denen ohne Hundebesuch, kann die Blutdrucksenkung natürlich nicht nur dem Hund zugeschrieben werden. Sie wird eher ein Ergebnis der Tatsache sein, dass man überhaupt von irgendjemand Besuch hatte. Es ist also dem Kontrollprinzip zu verdanken, dass man die Bedeutung, die Durchschlagskraft und die Stärke einer gegebenen Intervention oder Behandlung an einer Zielgruppe bewerten kann.

Dieses Buch hat generell diejenigen Quellen und die Forschungsuntersuchungen vorgezogen, die auf kontrollierten Versuchen basieren, sodass man damit rechnen kann, dass die gesundheitsförderlichen Wirkungen tatsächlich der Verdienst des *Hundes* sind. Ein weiteres angewandtes Prinzip ist die Untersuchung von Patienten, bei denen die Kontrolle darin besteht, die Beobachtungen oder Messungen *vor* dem Besuch des Therapiehundes mit den Ergebnissen der gleichen Beobachtungen oder Messungen *nach* dem Besuch des Therapiehundes zu vergleichen.

Besonders wertvoll sind die Untersuchungen, die die Wirkungsmechanismen für den Effekt des Hundes auf die Biologie der Menschen darlegen. Sie beschreiben, *wie* der Hund auf spezifische zelluläre, molekulare, biophysische und epigenetische Prozesse (erbbiologische Prozesse) einwirkt und damit unseren physischen und psychischen Gesundheitszustand verändert. Beispielsweise ist diese Art von Studien entscheidend gewesen, um zu zeigen, welche Wohlfühlstoffe, Botenstoffe, Hormone und Antistoffe durch den Hund verändert werden.[1] Dieser Wissensstand ist entscheidend, um festzulegen, *wie* ein Hund unsere Gesundheit und unser Überleben in Verbindung mit Krankheiten verbessern kann.

Die Forschung zu AAT/AAA weist jedoch auch einige Schwächen auf, da eine vollständig blinde Intervention oder Session nicht möglich ist. Ursache dafür ist, dass man (im Beispiel eines echten vs. eines Plüschhundes) natürlich nicht tarnen kann, welches der echte und welches der künstliche Hund ist, so wie man es mit medizinischen Präparaten und Placebo-Medikamenten machen kann. Andererseits kann und sollte man anstreben, dass AAT/AAA in einer klinisch kontrollierten und randomisierten Weise vorgeht, bei der die Fehlerquellen berücksichtigt sind. Dies gilt für alle Zweige der natur- und medizinwissenschaftlichen Forschung, unter welche die Studien zu den Gesundheitseffekten des Hundes jetzt gehören. Daneben bleibt im gesamten Umfang von Publikationen zu dem Thema noch vieles zu wünschen übrig, da der Versuchsaufbau, das Endziel, die Kriterien für Inklusion oder Exklusion der Teilnehmer, Randomisierung, die Anzahl der Versuchsteilnehmer oder Patienten und der angewandte Umfang von AAT/AAA (Häufigkeit, Dauer pro Besuch, Gesamtzahl der Besuche) nur in begrenzter Variation möglich sind. Dies trifft nicht nur auf das aktuelle Thema zu, sondern ist ein generelles Phänomen in vielen Zweigen der wissenschaftlichen Literatur.

Nach vorn blickend besteht deshalb Bedarf daran, die Forschung im Bereich der AAT/AAA zu systematisieren, sodass gewisse Standards erreicht werden. Dazu zählen z.B. die Benutzung gut definierter und vergleichbarer Typen von Therapie- und

Besuchshunden (Größe, Rasse, Energieniveau, Erfahrung), ein größerer Grad von vergleichbarer Dauer und Häufigkeit von AAT/AAA pro Patient, Einvernehmen über die Rolle des Begleiters des Hundes während der Session sowie die Standardisierung davon, wie Empfänger und Hund interagieren (Umfang und Art von Berührung, Augenkontakt, Reden, Füttern und Aktivitäten).

Wenn eine bessere Systematisierung erreicht ist, kann es möglich sein, bessere Vergleiche der ausgeführten Forschungsprojekte und Untersuchungsergebnisse vorzunehmen und damit noch mehr Wissen und besonders Konsensus zu erzielen.

Bisher hat jede einzelne Forschergruppe für sich selbst definiert, was sie unter AAT/AAA versteht und wie sie es nutzen möchte. Deshalb wird das Forschungsfeld, seine Nomenklatur und seine wissenschaftliche Literatur unterschiedlich wahrgenommen. Wenn hingegen mehr Systematik einschließlich standardisierter Untersuchungskriterien und Endziele eingeführt würde, wäre es wiederum realistisch, eine Wissensbank und elektronische Datenbank zu etablieren, von der die Forscher Wissen und Statistiken fachübergreifend, zeit- und ortsunabhängig abrufen sowie Daten vergleichen und komparative Analysen vornehmen können. Die Idee eines solchen Werkzeugs ist nicht etwa eine Gleichrichtung der Forschung, sondern dass dieselbe den Patienten und ihren Angehörigen schneller und effektiver so gut wie möglich nutzen kann. Trotzdem ist das gesamte Wissen auf dem Gebiet bisher schon so umfangreich und ausreichend reproduziert, dass es möglich war, dieses Buch über die gesundheitlichen Vorteile des Hundes für uns Menschen zu schreiben.

Das Wissen, das als Grundlage für dieses Buch diente, stammt grundsätzlich aus wissenschaftlichen Publikationen, weshalb die Artikel (Original- und Übersichtsartikel) in der *Pubmed*-Datenbank [http://www.ncbi.nlm.nih.gov/pubmed] oder auf den Websites der veröffentlichen Zeitschriften und Verlage zugänglich sind. Es wurden auch Textbücher benutzt, die über den normalen Internetbuchhandel angeschafft worden sind [http://www.amazon.co.uk] sowie einzelne e-Publikationen, deren relevante Zugangsinformationen in der Referenzliste angeführt sind.

Egal ob Sie hospitalisiert, krank oder gesund sind – wir alle können einen gesundheitlichen Vorsprung bekommen, wenn wir das hier präsentierte Wissen selbst nutzen, um am besten und ältesten – und gesündesten – Freund des Menschen Freude zu haben.

Eine wichtige Frage ist, inwieweit Hundebesitz eine bessere Gesundheit beim Besitzer hervorruft oder ob Hundebesitzer als Bevölkerungsgruppe grundsätzlich eine bessere Gesundheit genießen als die Menschen, die keinen Hund haben. Mit anderen Worten: Gewährt der Hund uns eine verbesserte Gesundheit, oder bewirkt eine gute Gesundheit, dass wir einen Hund anschaffen?

Hier gelten die Ergebnisse der vielen Versuche mit professionellen Therapie- oder Besuchshunden als sehr wichtig, da sie unabhängig vom Hundebesitz sind und eventuelle Fehlerquellen als Folge möglicher *a priori* Unterschiede in der grundsätzlichen

Gesundheit bei Hundebesitzern gegenüber Nicht-Hundebesitzern beseitigt wurden.[2] Sie sind auch vom Effekt des Gassi-Gehens mit dem Hund und damit der Vorstellung bereinigt worden, dass der gesundheitlich vorteilhafte Effekt des Hundes der minimalen Bewegung zu verdanken ist, die durch die Spaziergänge entsteht. Wie in Kapitel 2 zu lesen ist, bietet der Hund aber kaum Bewegungsanreize.

Die Vorstellung, dass Hundebesitzer im Vergleich zu anderen Personen besonders gesund sein sollten, ist sehr zu begrüßen, allerdings entspricht sie nicht der Wahrheit. Die wichtigsten wissenschaftlichen Entdeckungen deuten an, dass man die Frage nach dem Huhn oder dem Ei durchaus beantworten kann: Sie geben Hinweise darauf, dass der Hund eine bessere Gesundheit einbringt, und nicht etwa eine bessere Gesundheit den Kauf eines Hundes bewirkt.

Aber kein Zweifel: Wenn wir uns mehr Bewegung wünschen, bietet ein Hund, besonders ein energiegeladener Jagdhund, eine hervorragende Möglichkeit, aus dem Haus zu kommen und sich zu bewegen, obwohl der Hund unsere Gesundheit auch ohne den Bewegungsanreiz verstärken kann. Das eine schließt das andere nicht aus, und es gibt einen guten Grund für die Annahme, dass diejenigen Hundebesitzer, die ausreichend Bewegung bekommen und gleichzeitig den enormen, vom Hund bewirkten Gesundheitsgewinn erzielen, noch bessere Chancen auf einen unteren Platz in der Krankheitsstatistik haben als diejenigen, die nur eins von beiden wählen.

Die Erklärung für die Wirkung des Hundes auf unsere Gesundheit liegt somit beim Hund selbst. Er löst einige einschneidende Wirkungen aus, die unsere Stärke im Körper, im Gehirn und im Gemüt dermaßen ändern und verbessern, dass wir mit einem Hund zusammen besser leben und überleben können, als wenn wir ohne vierbeinigen Freund leben würden.

Wohlergehen und Sicherheit des Hundes

Ein Gebiet, dem noch nicht viel Aufmerksamkeit gewidmet wurde, sind die Anforderungen beim Einsatz des Hundes. Damit sind auch die Anforderungen in Bezug auf sein Wohlergehen und seine Sicherheit gemeint, wenn er für AAT/AAA oder als Servicehund zum Einsatz kommt. Fakt ist, dass solche Aufgaben viel Energie und großen Aufwand für den Hund bedeuten und man seine psychische und physische Überlastung riskiert, wenn die Verantwortlichen sich nicht rechtzeitig Gedanken machen.

Es fehlen noch Untersuchungen dazu, wie AAT/AAA und ähnliche Aufgaben sich auf Psyche und Physis des Hundes auswirken können, aber es besteht kein Zweifel daran, dass es eine Belastung ist, wenn er Kranke und Sterbende immer wieder trösten, besuchen, sich auf sie konzentrieren und mit ihnen spielen und/oder interagieren soll. Es gibt nur sporadische Berichte über Therapiehunde, die durch das Zusammensein mit sterbenden oder schwerkranken Kindern mit Schmerzen beeinflusst worden sind. Eine amerikanische Forschergruppe an der Saint John's University berichtet zum Beispiel von einem Springer Spaniel, der, nachdem er an Schmerzen leidende Kinder besucht hatte, sehr negativ beeinträchtigt war – der Hund schien die Schmerzen der Kinder auf sich zu nehmen und verstarb leider, bevor der Versuch zu Ende war.[3] Das Wohlergehen des Hundes in Bezug auf AAT/AAA ist damit noch nicht Thema eines Forschungsgebietes, aber mit unseren wachsenden Erkenntnissen zur möglichen Rolle des Hundes als Co-Therapeut im Gesundheitswesen ist es unvermeidlich, auch diesem Thema mehr Aufmerksamkeit zu widmen.

Die Kernaussage dieses Buches darf nicht als Rechtfertigung dafür verstanden werden, den Hund als Werkzeug zu benutzen, das nur durch Leistungen und Hilfe an kranken Menschen seine Berechtigung findet.

Obwohl der Ausgangspunkt die potenziellen Gesundheitsvorteile und die gesundheitlichen Vorteile für Menschen durch den Hund sind, ist die Gesundheit des Hundes von ebenso großer Bedeutung für einen erfolgreichen Verlauf. Wir haben auch eine moralische Verpflichtung, wenn wir Hunde im Gesundheitswesen einsetzen möchten, denn ihre Gesundheit, Sicherheit und Lebensqualität darf dabei nicht außer Acht gelassen werden. Deshalb müssen der Hundeführer sowie auch das übrige Gesundheitspersonal klare Anforderungen erfüllen, um den Hund als Teil der AAT/AAA anzuwenden. In diesem Zusammenhang setzt eine erfolgreiche Anwendung von AAT-/AAA- und Servicehunden in Krankenhäusern, Pflegeheimen und Institutionen ohne Wenn und Aber voraus, dass eine enge, interaktive und ständige Zusammenarbeit zwischen Ärzten und Tierärzten sowie Krankenschwestern und Tierarzthelfern wird, damit Fragen zum Wohlergehen und zur Ethik der Tiere verantwortungsvoll wahrgenommen werden können.

Es gibt bereits Richtlinien für Trainingsmethoden, Umgang mit und Einsatz von Therapie-, Besuchs-, Aktivierungs- und Servicehunden im Gesundheits- und Pflegebereich. Ähnliche Richtlinien liegen auch für die Trainer und die Besitzer der Hunde vor. Es ist nicht beabsichtigt, diese Richtlinien hier einzeln zu besprechen, da sie bereits in einem 2010 veröffentlichten Buch beschrieben sind. Außerdem wird auf eine Sammlung hervorragender und empfehlenswerter Bücher zum Thema und über Hunde im allgemeinen hingewiesen.[4]

Die wesentlichen Anforderungen an einen Therapiehund sind:

• Keine physischen oder mentalen Leiden

• Komplett vom Tierarzt durchgeimpft

• Jährlich vom Tierarzt untersucht worden

• Sauber, gepflegt, mit gefeilten Krallen und gereinigten Zähnen

• Ohne Anzeichen von Stress, offenen Wunden, Schäden oder chirurgischen Eingriffen

• Fröhlich, sozial und entgegenkommend

• Frei von inneren und äußeren Parasiten und Infektionen

• Nicht läufig und nicht trächtig

Es werden natürlich auch Forderungen an den Begleiter von Therapiehunden gestellt: Er sollte gesund und sauber erscheinen, d. h. er darf keine größeren oder offenen Wunden, Schäden oder Infektionen haben, er darf in letzter Zeit keine chirurgischen Eingriffe gehabt haben oder von Zuständen geprägt sein, die verhindern, dass er den Hund sicher handhaben kann. Der Begleiter soll in der Lage sein, schnell zu handeln und sich und den Hund ohne Hilfe anderer schnell umsetzen oder entfernen zu können, falls etwas Unerwartetes passiert.

Man könnte die Botschaft dieses Buches möglicherweise so deuten, dass jeder sich schnellstmöglich einen Hund anschaffen sollte. Es gibt aber auch Umstände, die gegen die Anschaffung eines eigenen Hundes sprechen. Erstens erfordert er Zeit, Geduld, menschliche Kraft, Einsicht und eine gewisse finanzielle Sicherheit, da Kosten für Futter, Impfungen, Ausrüstung, Training, Floh- und Wurmkuren, allgemeine Pflege, Hundebett, Medikamente und Behandlungen usw. entstehen. Man muss als Hundebesitzer auch mehr Zeit für das Putzen und Staubsaugen aufwenden, um z.B. Haare und Pfotendreck zu entfernen. In diesem Zusammenhang wäre es nicht überraschend, wenn der Erfinder des Roboterstaubsaugers ein Hundebesitzer gewesen wäre. Je nach gewähltem Typ und Rasse muss man sich auch darüber im Klaren sein, dass bestimmte Hunde wie z.B. Jagdhunde ganz andere Bedürfnisse hinsichtlich Aktivität und Platz zum Toben haben, als es beispielsweise für Schoß- und Gesellschaftshunde der Fall ist.

Für einige Menschen kann es relativ schwierig sein, Hundebesitzer zu werden. Das ist z.B. dann der Fall, wenn man an einer schon bestehenden starken Tierhaarallergie leidet und nicht dagegen desensibilisiert werden kann. Für solche Allergiker kann die Anschaffung eines Hundes eine große Herausforderung bedeuten, auch wenn die Forschung zeigt, dass ein paar tägliche Maßnahmen die Allergie um bis zu 95 % mindern können.[5] Ungeachtet dessen ist es frappierend, dass bis zu 70% der Hundebesitzer, denen ihr Arzt geraten hat, den Hund aufgrund der Allergie abzuschaffen, diesen Rat nicht befolgen.[6] In diesen Fällen scheint es sich wohl nicht um starke Allergien zu handeln, wenn die Patienten es sich erlauben können, den Rat des Arztes zu ignorieren. Gemäß Kapitel 5 kann man hier überlegen, ob der Unvernünftige gegebenenfalls der Arzt oder der Patient ist. Andererseits veranschaulichen solche Fälle auch sehr gut die engen Bindungen, die zwischen einem Hund und seinem Halter entstehen.

Auch ist es nicht fair, sich einen Hund anzuschaffen, wenn man im Haus oder in der Wohnung raucht, wo sich auch der Hund aufhalten soll.

Es muss sich durchaus nicht jeder einen Hund anschaffen. Stattdessen kann man auch einen anderen Hund mit pflegen, ihn spazieren führen oder in anderer Weise an seinem Alltag teilnehmen, sodass man sich - im möglichen Umfang – auch dann der Gesundheitsvorteile erfreuen kann. Der Knackpunkt ist kurz gesagt: Wenn Sie nicht die Bereitschaft zeigen wollen oder können, für die Hundehaltung Opfer zu bringen, so wie das verantwortungsvolle Hundebesitzer tun, dann tun Sie bitte den Hunden den Gefallen und schaffen sich keinen an. Ein Hund ist nicht nur eine Unterstützung für uns, sondern wir müssen genauso für ihn da sein.

Falls man weder für einen eigenen Hund noch ein Teilzeitengagement in einen fremden Hund bereit ist, kann man sich auch damit begnügen, einen Besuchs- oder Therapiehund in seine Behandlungsstrategie mit einfließen zu lassen. Dieses setzt jedoch voraus, dass man in einem Land hospitalisiert wird, das AAT/ AAA als Teil des Gesundheitswesens anbietet, d. h. Länder wie Deutschland, die USA, Australien, Japan, Schweden, Kanada u. a.[7]

Es gibt in Deutschland, Österreich und in der Schweiz mehrere Organisationen, die professionell mit Therapie- und Besuchshunden sowie auch der Ausbildung der Hundeführer arbeiten :

http://www.k9units.de/
http://www.tiergestuetzte-therapie.de/
http://www.hundgestuetzte-therapie.de/htm/home.htm
http://www.amico-mio.de/
http://www.tiere-im-einsatz.de/INS/index.html
http://www.tiere-begleiten-leben.ch/
http://www.agila-ergotherapie.de/
http://www.amphibe-canis-therapie.de/
http://www.tiergestuetzte-foerderung.de/

http://www.animals-helping-handicapped.de/
http://www.vetmeduni.ac.at/
http://www.thmer.de
http://www.kynos-stiftung.de

Die Liste ist damit noch nicht erschöpft.

In den USA hat man allein im Raum Boston sieben große Universitätskliniken, die alle ihren eigenen Stab von Hunden und Hundeführern haben, um den Patienten AAT/ AAA anbieten zu können.
Die Logik dahinter ist, dass im Gesundheitswesen große Summen einzusparen sind, wenn man mit AAT/ AAA arbeitet, weil der Hund die Gesundheit optimiert, den Medikamentenverbrauch reduziert und die Patienten so gesund macht, dass sie schneller entlassen werden können.[8]

Das deutsche Gesundheitswesen spart dank der Hundeeinsätze viel Geld. Schon im Jahr 2000 betrugen die Ersparnisse geschätzte 5,59 Milliarden Euro.[9]

Ein Krankenhausaufenthalt ist oft ein Erlebnis, das mit dem Gefühl von Einsamkeit, Entfremdung und Vermissen der Angehörigen verbunden ist. Ein Hund stellt in dieser Situation eine Verbindung zum Leben außerhalb des Krankenhauses dar, und die Berührung eines weichen Hundefells löst außerdem automatisch das Gefühl aus, dass man sich mit jemandem verbunden fühlt, der sich um einen kümmert. Durch die Anwesenheit eines Hundes können die Menschen nur gewinnen und haben nichts zu verlieren.

Referenzen zu diesem Kapitel

Wissenschaftliche Methoden

1 Cole et al., 2007; Odendaal & Meintjes, 2003

2 Cole et al., 2007; Fine, 2010; Odendaal, 2000; Odendaal & Meintjes, 2003

Das Wohlergehen und die Sicherheit des Hundes

3 Braun et al., 2009

4 Fine, 2010; Fogle, 1990; Serpell, 1996; Smith, 2004

5 Ownby et al., 2002

6 McNicholas et al., 2005

7 Headey, 2003; Palley et al., 2010

8 Headey, 2003; Palley et al., 2010

9 Headey, 2003; Headey & Grabka, 2007; Headey et al., 2002

10

Im Dienst des Staates

Des Menschen bester Freund steht nicht nur unserer Gesundheit zur Verfügung, sondern mit seiner Hingabe und Klugheit auch dem Staat, der Gesellschaft und der Sicherheit.[1] Die Behörden setzen Hunde systematisch für wesentliche Aufgaben in der Gesellschaft ein, so z.B. bei der Polizei, der Bundeswehr, in Rettungsdiensten, im Justizvollzug, beim Zoll und den Steuerbehörden. Hier übernehmen Streifen-, Sprengstoffspür-, Sanitäter-, Rauschgift-, Fahndungs- und Geldhunde u. a. wichtige Aufgaben, die kein anderes Tier oder der Mensch selbst ausführen kann. Außerdem glänzen sie im Rettungswesen, so z.B. nach dem Erdbeben in Japan in neuester Zeit, wo sie die einzigen waren, die aufklären konnten, wo in den Ruinen sich noch Überlebende befanden. Es gibt zahlreiche Berichte über die Heldentaten solcher Hunde.

Hunde im Krieg und in der Industrie

Hunde sind in der Regel an normalen Arbeitsplätzen nicht willkommen, obwohl Untersuchungen gezeigt haben, dass sehr viele Mitarbeiter mehr leisten würden, kreativer sein könnten und innovativer denken würden, wenn sie einen Hund in ihrem Büro hätten.[2] Dieser Effekt kann u. a. der entspannenden Wirkung des Hundes zugeschrieben werden.

Aus dem gleichen Grund haben mehrere große Unternehmen wie z.B. Google, AOL, Procter & Gamble, Autodesk u. a. ihren Mitarbeitern schon längst erlaubt, ihre Hunde mitzubringen. Tatsache ist, dass die Firmen genau so profitieren wie die einzelnen Mitarbeiter, wenn Haustiere am Arbeitsplatz erlaubt sind.[3] Damit steigt die Produktivität, die Zufriedenheit und nicht zuletzt die Kreativität der Mitarbeiter, während die Krankschreibungen und das Stressniveau zurückgehen.[4] Die Arbeitgeber, die Hunde am Arbeitsplatz erlauben, werden also viele Vorteile ernten können, was sich dadurch widerspiegelt, dass die Mitarbeiter bereit sind, mehr Überstunden zu machen, wenn nur der Hund mit zu Arbeit darf.

Stressmessungen zeigen, dass Hundebesitzer, die den Hund mit an den Arbeitsplatz nehmen, im Laufe des Arbeitstages ein reduziertes Stressniveau haben, was ihr verbessertes Leistungsvermögen erklärt. Das Umgekehrte gilt für Hundebesitzer, die zur Arbeit gehen, ohne den Hund dabei zu haben, da ihre Gedanken während der Arbeit oft zum zuhause allein gelassenen Hund wandern.

Ein anderer Sektor, der den einschneidenden Effekt des Hundes für die mentale und physische Gesundheit festgestellt hat, ist die amerikanische Verteidigung. Sie hat eine sogenannte *US Army AAT Dogs* und *Warrior Canine Connection (WCC)* etabliert hat, um Stress und PTSD bei sowohl in Einsätze entsandten als auch heimgekehrten Soldaten vorzubeugen oder zu behandeln.[5] Der besondere Effekt der Hunde auf den psychischen Zustand und auf die Rehabilitierung der Soldaten nach der Rückkehr haben dazu beigetragen, dass das amerikanische Militär über die letzten vier Jahre die Funktionsgebiete und die Anzahl der Hunde erheblich erweitert hat. In diesem Zusammenhang hat der Hund mehrfach einen bedeutenden Einfluss auf das Leben und das Überleben bei den amerikanischen Soldaten gehabt. Speziell trainierte Hunde wie z.B. *Military Working Dogs (MWD)* helfen auch, Landminen und Streubomben zu lokalisieren und zu identifizieren.[6] Was vielleicht viele überrascht, ist, dass MWD auch an speziellen Operationen der *Navy SEALS*, den fortschrittlichsten amerikanischen Sondereinheiten, helfen und teilnehmen. So hatte *Navy SEAL Team Six* mindestens einen MWD mit dabei, als die Soldaten sich 2011 von Hubschraubern abseilen ließen, um das Versteck Osama Bin Ladens einzunehmen. Nähere Informationen über den der die teilnehmenden Hunde sind aber wegen der hohen Geheimhaltungsstufe der Operation unzugänglich.

Der Hund im Schulwesen

Die Forschung hat gezeigt, dass die Anwesenheit von Hunden in Schulen, Kindergärten, Ausbildungsstätten u. a. einige sinnvolle Auswirkungen auf das Verhalten sowie auch auf fachliche Ergebnisse hat.[7] Beispielsweise haben einige wissenschaftliche Studien nachgewiesen, dass das Lernen, das Gedächtnis, das Einschätzungsvermögen, die Psychomotorik, das Verhalten, die Lust auf Schule und die kognitive Entwicklung von Kindern wesentlich verbessert werden, wenn ein Hund im Unterricht oder im Klassenzimmer anwesend ist.[8] Kinder lernen auch schneller und besser lesen, wenn sie individuell von einem sogenannten *READ*-Hund assistiert werden, d.h. von einem *Reading Education Assistance Dog* oder „Lesehund".[9] Es ist auch beschrieben, wie Schul- und Büchereiprogramme, wo Kinder einem Hund vorlesen und dadurch Lernschwierigkeiten, Angst, Scheu, Gruppendruck und die mangelnde Lust, laut vorzulesen verbessert wurden.[10] Die Miteinbeziehung von Tieren in den Unterricht ist ein Phänomen, das auch in der EU erfolgreich ist und schnell wächst.

Wie in der *Süddeutschen Zeitung* am 7. Februar 2013 beschrieben, helfen Lesehunde Kindern mit Leseschwierigkeiten, das Lesenlernen zu erleichtern - und die Kinder finden es noch lustig.[11]

Die Erklärung dieses Phänomens ist u. a., dass Kinder entspannter sind, wenn sie einem Hund vorlesen können, als wenn sie einem Lehrer oder einem anderen Menschen vorlesen, die im Gegensatz zum Hund, gerne korrigieren und dabei das Kind stressen. Dieses blockiert die Leselust der Kinder, wonach es noch schwieriger wird, die Leseschwierigkeiten zu beheben.[12]

An der Konrad Lorenz Forschungsstelle der Universität Wien hat der Verhaltensbiologe und Ethologe Professor Dr. Kurt Kotrschal eine Reihe wichtiger Studien durchgeführt, die zeigen, dass sich das Verhalten von Kindern allein durch die Anwesenheit eines Hundes im Klassenzimmer ändert.[13]

Auch historisch betrachtet gibt es Traditionen, dass man für das Lernen bei Kindern Tiere benutzt, um Fertigkeiten zu erreichen, z.B. treten Tiere als Symbole in Lernprozessen auf. Abenteuer und Fabeln für Kinder sind fantastische Beispiele und bilden deshalb ein Fundament für Kulturverständnis, Perzeption und Bildung von Kindern. Sowohl in Abenteuergeschichten als auch im allgemeinen Lernmaterial der Schulen nehmen Tiere typisch menschliche Eigenschaften an. Kinder lernen dadurch mehr über das Gefühlsleben und die Reaktionen von Menschen, sowohl in exorbitanten als auch in wesentlichen Situationen.[14] Es würde den Rahmen dieses Buches sprengen, die vielen Vorteile näher zu erläutern, die der Einsatz eines Hundes als Teil der psychomotorischen und intellektuellen Entwicklung von Kindern hat. Am Ende dieses Kapitels befindet sich deshalb eine Liste mit Links zu relevanten Organisationen.[14]

Hunde erobern die Universitäten

Mehrere der großen Universitäten in den USA bieten heute zertifizierte Ausbildungsprogramme im Bereich der AAA/AAT als Teil des Studienpensums an, aber das neueste ist, dass viele Universitäten jetzt ihren Studenten auch Stressreduktion durch einen Therapiehund anbieten.[15]

Im Zusammenhang mit Prüfungen ist das Bedürfnis der Studenten, sich dieser Antistress-Leistung zu bedienen, besonders groß, weshalb einige Universitäten auch die Angestellten auffordern, den eigenen Hund von zuhause mitzubringen, da die Tiere einen wichtigen Gesundheits- und Wohlbefindenszweck erfüllen.

Sowohl in der *Harvard Medical School* als auch in der *Yale Law School* können die Studenten einem der internen Therapiehunde der Bücherei begegnen, wo die Hunde für eine Session gebucht oder ausgeliehen werden können.

Am Macalester College in St. Paul, Minnesota, wird seit 2006 ein *Dog Day Afternoon* veranstaltet, an dem die Hunde der Angestellten als Antistress-Experten und Co-Therapeuten zur Verfügung stehen. Auch die *Indiana University* und das *Kenyon*

College in Ohio bieten in der Studentenberatung an, dass man ein *Puppy Play Date* oder eine *Rent-a-Puppy-Session* buchen kann.

Im Vergleich mit anderen Formen der Behandlung von Prüfungsangst gleicht die Anwendung eines weichen Hundefells einem kleinen Geniestreich. Ähnliches wird uns auch an europäischen Universitäten erwarten.

Der Hund ist der beste Freund aller

Es herrscht kein Zweifel darüber, dass unser Gesundheitszustand, unser mentales und physisches Wohlbefinden am allermeisten von der Anwesenheit eines Hundes profitieren, egal ob wir gestresste Universitätsstudenten, erkrankte, unglückliche oder entwicklungsgestörte Individuen sind.

Immer dort, wo Hunde eingesetzt werden, werden sie sowohl den Angestellten als auch den „Benutzern" und ihren Familien nützen, d.h. allen interessierten Menschen.[16]

Obwohl sich Tiere nicht überall frei bewegen können, z.B. in sterilen OP-Räumen, können sie doch problemlos an so gut wie allen anderen Orten des Gesundheitssektors, des Ausbildungswesens oder jeder anderen Institution sein, wo ein Hundeverbot eher eine Frage des kulturellen Verständnisses ist als eine der fehlenden wissenschaftlichen Erkenntnis.

Aus obenstehenden Gründen hat man weltweit an mehreren Orten schon längst Hundestaffeln eingeführt, die u. a. aus Besuchshunden, Aktivierungshunden und Therapiehunden bestehen und die an bestimmte Krankenhäuser, Ausbildungsstätten und Organisationen geknüpft sind. Zusätzlich zum therapeutischen Potenzial des Hundes haben wir auch gesehen, wie Hunde in der Diagnostik eingesetzt werden können, da sie Krebs entdecken oder bevorstehende Epilepsieanfälle bzw. diabetische Blutzuckerschwankungen ankündigen können. Der Geruchssinn des Hundes in diesen Bereichen ist imposant und immer noch ein Rätsel für die Forscher, die mit Hochdruck daran arbeiten, herauszufinden, wie der Hund diese Aufgaben meistert. Der Punkt ist auch hier, dass im Hund ein noch nicht ausgeschöpftes Potenzial für unsere Gesundheit verborgen liegt. In mehreren Ländern hat man errechnet, wie viel der Staat an Gesundheitsausgaben durch den Einsatz von Hunden im Land spart, und nicht überraschend sind es sehr hohe Beträge.

Wenn man von gesellschaftswirtschaftlichen Einsparungen ausgeht, hat man potentiell das Interesse eines jeden Politikers erreicht, und das wird durch Zahlen und Statistiken belegt werden müssen – was auch an der Zeit ist.

Nach Dr. Markus M. Grabka, Sozioökonom am *Deutschen Institut für Wirtschaftsforschung* und seinem australischen Kollegen Bruce Headey vom *Melbourne*

Institute of Applied Economic and Social Research führt der Hundebesitz zu massiven Ersparnissen im Gesundheitswesen, nicht zuletzt in den untersuchten Ländern wie z.B. Deutschland und Australien.

Es wird angenommen, dass man in Deutschland schon im Jahr 2000 5,59 Mia. Euro gespart hat aufgrund des gesundheitsnützlichen Effektes, der entstanden ist, weil viele Einwohner ein Haustier haben.[17]

Der Sinn dieser abschließenden Information ist, dass selbst wenn Sie mit dem hartnäckigsten Haustiergegner verheiratet sind, der auf keinen Fall den Sinn darin sehen kann, sich ein Haustier anzuschaffen, können Sie trotzdem bei dieser Diskussion gewinnen. Holen Sie dann die Autoschlüssel heraus und laden Sie Ihren Ehepartner/Ihre Ehepartnerin ein, mit Ihnen zusammen das kleine neue vierbeinige Familienmitglied auszusuchen.

Referenzen zu diesem Kapitel

1   Beck et al., 2012; Fike et al., 2012; Goodavage, 2012; Serpell, 1996; Walsh, 2009a,b; Yount et al., 2012

Hunde im Krieg und in der Industrie

2   Knisely et al., 2012

3   Wells & Perrine, 2001

4   Walsh, 2009a,b

5   Beck et al., 2012; Fike et al., 2012; Yount et al., 2012

6   Goodavage, 2012; Jeon, 2012; Jones, 2011

Der Hund im Schulwesen

7   Fine, 2010;

8   Gee et al., 2007,2010; O'Haire et al 2013a,b

9   Jalongo et al., 2004

10 Friesen & Delisle, 2012; Olmert, 2009; Walsh, 2009a,b

11 http://international.sueddeutsche.de/post/42530270345/how-dogs-in-germany-are-helping-children-learn-to-read

12 Friesen & Delisle, 2012;

13 Kotrschal K & Ortbauer B, 2003

14 http://www.therapyanimals.org/R.E.A.D.html (verwendet 26.01.2014)

    http://www.tdi-dog.org/OurPrograms.aspx?Page=Children+Reading+to+Dogs (verwendet 27.01.2014)

    http://www.librarydogs.com/UK-Danny.html (verwendet 28.01.2014)

    http://www.librarydogs.com/ (verwendet 27.01.2014)

    https://www.library.pima.gov/storytimes/read-to-a-dog.php (verwendet 27.01.2014)

    http://www.awlqld.com.au/education/outreach-programs/share-reading-dogs-program (verwendet 27.01.2014)

Hunde nehmen die Universitäten ein

15 http://usatoday30.usatoday.com/news/education/story/2012-05-13/dogs-stress-relief-on-campus/54921444/1 (verwendet 26.01.2014)

Der Hund ist der beste Freund aller

16 Katcher & Beck, 1983; Fine, 2010; Olmert, 2009; Serpell, 1996; Walsh, 2009a,b

17 Headey, 2003; Headey & Grabka, 2007; Headey et al., 2002

Literatur

Wissenschaftliche Referenzen

Adachi I, Kuwahata H, Fujita K. Dogs recall their owner's face upon hearing the owner's voice. Anim Cogn. 2007;10:17-21.

Axelsson E, Ratnakumar A, Arendt ML, Maqbool K, Webster MT, Perloski M, Liberg O, Arnemo JM, Hedhammar A, Lindblad-Toh K. The genomic signature of dog domestication reveals adaptation to a starch-rich diet. Nature. 2013;495:360-4.

Allen D. Animal magic. Ment Health Today. 2013;Jul-Aug:12-3.

Allen K, Blascovich J. The value of service dogs for people with severe ambulatory disabilities. A randomized controlled trial. JAMA. 1996;275:1001-6.

Allen K, Blascovich J, Mendes WB. Cardiovascular reactivity and the presence of pets, friends, and spouses: the truth about cats and dogs. Psychosom Med. 2002;64:727-39.

Allen K, Blascovich J, Tomaka J, Kelsey RM. Presence of human friends and pet dogs as moderators of autonomic responses to stress in women. J Pers Soc Psychol. 1991;61:582-9.

Allen K, Shykoff BE, Izzo JL Jr. Pet ownership, but not ace inhibitor therapy, blunts home blood pressure responses to mental stress. Hypertension. 2001;38:815-20.

Almqvist C, Egmar AC, Hedlin G, Lundqvist M, Nordvall SL, Pershagen G, Svartengren M, van Hage-Hamsten M, Wickman M. Direct and indirect exposure to pets – risk of sensitization and asthma at 4 years in a birth cohort. Clin Exp Allergy. 2003; 33:1190-7.

Anderson W, Reid C, Jennings G. Pet ownership and risk factors for cardiovascular disease. Med J Aust 1992;157:298–301.

Anderson JG, Taylor AG. Use of complementary therapies for cancer symptom management: results of the 2007 National Health Interview Survey. J Altern Complement Med. 2012;18:235-41.

Aoki J, Iwahashi K, Ishigooka J, Fukamauchi F, Numajiri M, Ohtani N, Ohta M. Evaluation of cerebral activity in the prefrontal cortex in mood [affective] disorders during animal-assisted therapy (AAT) by near-infrared spectroscopy (NIRS): A pilot study. Int J Psychiatry Clin Pract. 2012;16:205-13.

Arhant-Sudhir K, Arhant-Sudhir R, Sudhir K. Pet ownership and cardiovascular risk reduction: supporting evidence, conflicting data and underlying mechanisms. Clin Exp Pharmacol Physiol. 2011;38:734-8.

Assistance Dogs International, Inc. About service dogs. 2012. ttp://www.assistancedogsinternational. org/service.php (verwendet 15.04.2012).

Aydin N, Krueger JI, Fischer J, Hahn D, Kastenmüller A, Frey D, Fischer P. Man's best friend: How the presence of a dog reduces mental distress after social exclusion. J Exp Soc Psychol. 2012; 48:446-49.

Azulay JP, Mesure S, Blin O. Influence of visual cues on gait in Parkinson's disease: contribution to attention or sensory dependence? J Neurol Sci. 2006;248:192-5.

Banks MR, Banks WA. The effects of animal-assisted therapy on loneliness in an elderly population in long-term care facilities. J Gerontol A Biol Sci Med Sci. 2002;57:M428-32.

Barker SB, Dawson KS. The effects of animal-assisted therapy on anxiety ratings of hospitalized psychiatric patients. Psychiatr Serv. 1998;49:797-801.

Barker SB, Knisely JS, McCain NL, Best AM. Measuring stress and immune response in healthcare professionals following interaction with a therapy dog: a pilot study. Psychol Rep. 2005;96: 713-29.

Barker SB, Pandurangi AK, Best AM. Effects of animal-assisted therapy on patients' anxiety, fear, and depression before ECT. J ECT. 2003;19:38-44.

Barker SB, Wolen AR. The benefits of human-companion animal interaction: a review. J Vet Med Educ. 2008;35:487-95.

Bartz JA, Zaki J, Bolger N, Ochsner KN. Social effects of oxytocin in humans: context and person matter. Trends Cogn Sci. 2011; 15:301-9.

Bauman AE, Russell SJ, Furber SE, Dobson AJ. The epidemiology of dog walking: an unmet need for human and canine health. Med J Aust. 2001;175:632-4.

Bawazeer S, Watson DG, Knottenbelt C. Determination of nicotine exposure in dogs subjected to passive smoking using methanol extraction of hair followed by hydrophilic interaction chromatography in combination with Fourier transform mass spectrometry. Talanta. 2012;88:408-11.

Beals EE. Emotional benefits of dog ownership: Impact of the presence of a pet dog on owners' responses to negative mood induction. New School University. 2009.

Beck CE, Gonzales F Jr, Sells CH, Jones C, Reer T, Zhu YY. The effects of animal-assisted therapy on wounded warriors in an Occupational Therapy Life Skills program. US Army Med Dep J. 2012;38-45.

Beetz A, Julius H, Turner D, Kotrschal K. Effects of social support by a dog on stress modulation in male children with insecure attachment. Front Psychol. 2012a;3:352.

Beetz A, Uvnäs-Moberg K, Julius H, Kotrschal K. Psychosocial and psychophysiological effects of human-animal interactions: the possible role of oxytocin. Front Psychol. 2012b;3:234.

Bernabei V, De Ronchi D, La Ferla T, Moretti F, Tonelli L, Ferrari B, Forlani M, Atti AR. Animal-assisted interventions for elderly patients affected by dementia or psychiatric disorders: a review. J Psychiatr Res. 2013;47:762-73.

Berns GS, Brooks AM, Spivak M. Functional MRI in Awake Unrestrained Dogs. PLoS One. 2012;7:e38027.

Boedeker E, Friedel G, Walles T. Sniffer dogs as part of a bimodal bionic research approach to develop a lung cancer screening. Interact Cardiovasc Thorac Surg. 2012;14:511-5.

Bouchard F, Landry M, Belles-Isles M, Gagnon J. A magical dream: a pilot project in animal-assisted therapy in pediatric oncology. Can Oncol Nurs J. 2004;14:14-7.

Brauer JA, El Sehamy A, Metz JM, Mao JJ. Complementary and alternative medicine and supportive care at leading cancer centers: a systematic analysis of websites. J Altern Complement Med. 2010;16:183-6.

Braun C, Stangler T, Narveson J, Pettingell S. Animal-assisted therapy as a pain relief intervention for children. Complement Ther Clin Pract. 2009;15:105-9.

Brown SW, Goldstein LH. Can Seizure-Alert Dogs predict seizures? Epilepsy Res. 2011;97:236-42.

Brown SW, Strong V. The use of seizure-alert dogs. Seizure. 2001; 10:39-41.

Bufford JD, Gern JE. Early exposure to pets: good or bad? Curr Allergy Asthma Rep. 2007;7:375-82.

Bufford JD, Reardon CL, Li Z, Roberg KA, DaSilva D, Eggleston PA, Liu AH, Milton D, Alwis U, Gangnon R, Lemanske RF Jr, Gern JE. Effects of dog ownership in early childhood on immune development and atopic diseases. Clin Exp Allergy. 2008;38:1635-43.

Burton A. Dolphins, dogs, and robot seals for the treatment of neurological disease. Lancet Neurol. 2013;12:851-2.

Call J, Bräuer J, Kaminski J, Tomasello M. Domestic dogs (Canis familiaris) are sensitive to the attentional state of humans. J Comp Psychol. 2003;117:257-63.

Cancer in Germany 2009/2010. 9th edition. Robert Koch Institute (ed.) and the Association of Population-based Cancer Registries in Germany (ed.). Berlin: 2014.

Camp MM. The use of service dogs as an adaptive strategy: a qualitative study. Am J Occup Ther. 2001;55:509-17.

Caprilli S, Messeri A. Animal-assisted activity at A. Meyer Children's Hospital: a pilot study. Evid Based Complement Alternat Med. 2006;3:379-83.

Case L. Perspectives on domestication: the history of our relationship with man's best friend. J Anim Sci. 2008;86:3245-51.

Cattaneo L, Rizzolatti G. The mirror neuron system. Arch Neurol. 2009;66:557-60.

Cerutti A, Cols M, Gentile M, Cassis L, Barra CM, He B, Puga I, Chen K. Regulation of mucosal IgA responses: lessons from primary immunodeficiencies. Ann N Y Acad Sci. 2011;1238:132-44.

Charnetski CJ, Riggers S, Brennan FX. Effect of petting a dog on immune system function. Psychol Rep. 2004;95:1087-91.

Chen M, Daly M, Williams N, Williams S, Williams C, Williams G. Non-invasive detection of hypoglycaemia using a novel, fully biocompatible and patient friendly alarm system. BMJ. 2000;321:1565-6.

Church J, Williams H. Another sniffer dog for the clinic? Lancet. 2001;358:930

Cirulli F, Borgi M, Berry A, Francia N, Alleva E. Animal-assisted interventions as innovative tools for mental health. Ann Ist Super Sanita. 2011;47:341-8.

Cole KM, Gawlinski A, Steers N, Kotlerman J. Animal-assisted therapy in patients hospitalized with heart failure. Am J Crit Care. 2007;16:575-85.

Coppinger R, Coppinger L. Dogs: A Startling New Understanding of Canine Origin, Behavior & Evolution. New York: Scribner. 2001.

Counsell CM, Abram J, Gilbert M. Animal assisted therapy and the individual with spinal cord injury. SCI Nurs. 1997;14:52-5.

Dalziel DJ, Uthman BM, Mcgorray SP, Reep RL. Seizure-alert dogs: a review and preliminary study. Seizure. 2003;12:115-20.

Dietz TJ, Davis D, Pennings J. Evaluating animal-assisted therapy in group treatment for child sexual abuse. J Child Sex Abus. 2012;21:665-83.

Dimitrijević I. Animal-assisted therapy-a new trend in the treatment of children and adults. Psychiatr Danub. 2009;21:236-41.

Driscoll CA, Macdonald DW. Top dogs: wolf domestication and wealth. J Biol. 2010;9:10.

Duncan SL. APIC State-of-the-art report: the implications of service animals in health care settings. Am J Infect Control. 2000;28:170-80.

Ehmann R, Boedeker E, Friedrich U, Sagert J, Dippon J, Friedel G, Walles T. Canine scent detection in the diagnosis of lung cancer: revisiting a puzzling phenomenon. Eur Respir J. 2012;39: 669-76.

Elenkov IJ, Chrousos GP. Stress system-organization, physiology and immunoregulation. Neuroimmunomodulation. 2006;13: 257-67.

Faragó T, Andics A, Devecseri V, Kis A, Gácsi M, Miklósi A. Humans rely on the same rules to assess emotional valence and intensity in conspecific and dog vocalizations. Biol Lett. 2014;10:20130926.

Fike L, Najera C, Dougherty D. Occupational therapists as dog handlers: the collective experience with animal-assisted therapy in Iraq. US Army Med Dep J. 2012;51-4.

Filan SL, Llewellyn-Jones RH. Animal-assisted therapy for dementia: a review of the literature. Int Psychogeriatr. 2006;18:597-611.

Fine AH. Handbook on animal-assisted therapy: Theoretical Foundations and Guidelines for Practice. Academic Press, Elsevier. 2010; 3rd edition.

Finley R, Reid-Smith R, Ribble C, Popa M, Vandermeer M, Aramini J. The occurrence and antimicrobial susceptibility of salmonellae isolated from commercially available canine raw food diets in three Canadian cities. Zoonoses Public Health. 2008;55:462-9.

Fogle B. The Dog's Mind. Pelham Books. 1990.

Freeman ME, Kanyicska B, Lerant A, Nagy G. Prolactin: structure, function, and regulation of secretion. Physiol Rev. 2000;80: 1523-31.

Friedmann E, Katcher AH, Lynch JJ, Thomas SA. Animal companions and one year survival of patients after discharge from a coronary care unit. Public Health Rep. 1980; 95: 307-12.

Friedmann E, Son H. The human-companion animal bond: how humans benefit. Vet Clin North Am Small Anim Pract. 2009;39: 293-26.

Friedmann E, Thomas SA. Pet ownership, social support, and one-year survival after acute myocardial infarction in the cardiac arrhythmia suppression trial (CAST). Am J Cardiol. 1995;76: 1213-7.

Friedmann E, Thomas SA, Son H. Pets, depression and long term survival in community living patients following myocardial infarction. Anthrozoos. 2011;24:273-85.

Friesen L, Delisle E. Animal-Assisted Literacy: A Supportive Environment for Constrained and Unconstrained Learning. Childhood Educ. 2012;88:102-7.

Fujimura KE, Johnson CC, Ownby DR, Cox MJ, Brodie EL, Havstad SL, Zoratti EM, Woodcroft KJ, Bobbitt KR, Wegienka G, Boushey HA, Lynch SV. Man's best friend? The effect of pet ownership on house dust microbial communities. J Allergy Clin Immunol. 2010;126:410-2. 412.e1-3.

Gagnon J, Bouchard F, Landry M, Belles-Isles M, Fortier M, Fillion L. Implementing a hospital-based animal therapy program for children with cancer: a descriptive study. Can Oncol Nurs J. 2004;1:210-22.

Galibert F, Quignon P, Hitte C, André C. Toward understanding dog evolutionary and domestication history. C R Biol. 2011; 334:190-6.

Gee NR, Crist EN, Carr DN. Preschool Children Require Fewer Instructional Prompts To Perform A Memory Task In The Presence Of A Dog. Anthrozoös. 2010;23:173-84.

Gee NR, Harris SL, Johnson KL. The role of therapy dogs in speed and accuracy to complete motor skills tasks for preschool children. Anthrozoos. 2007;20:375-86.

Geisler AM. Companion animals in palliative care: stories from the bedside. Am J Hosp Palliat Care. 2004;21:285-8.

Germonpré M, Láznicková-Galetová M, Sablin MV. Palaeolithic dog skulls at the Gravettian Predmostí site, the Czech Republic. J Archaeol Sci. 2012;39:184-202.

Germonpré M, Sablin MV, Stevens RE, Hedges REM, Hofreiter M, Stiller M, Despré VR. Fossil dogs and wolves from Palaeolithic sites in Belgium, the Ukraine and Russia: osteometry, ancient DNA and stable isotopes. J Archaeol Sci. 2009;36: 473–90.

Gern JE, Reardon CL, Hoffjan S, Nicolae D, Li Z, Roberg KA, Neaville WA, Carlson-Dakes K, Adler K,

Hamilton R, Anderson E, Gilbertson-White S, Tisler C, Dasilva D, Anklam K, Mikus LD, Rosenthal LA, Ober C, Gangnon R, Lemanske RF Jr. Effects of dog ownership and genotype on immune development and atopy in infancy. J Allergy Clin Immunol. 2004;113:307-14.

Gervais H, Belin P, Boddaert N, Leboyer M, Coez A, Sfaello I. Abnormal cortical voice processing in autism. Nat Neurosc. 2004; 7:801-2.

Gimpl G. Oxytocin receptor ligands: a survey of the patent literature. Expert Opin Therapeut Pat. 2008;18:1239-51.

Goodavage M. Soldier Dogs: The Untold Story of America's Canine Heroes. New York: Dutton, Penguin Group. 2012.

Grandgeorge M, Hausberger M. Human-animal relationships: from daily life to animal-assisted therapies. Ann Ist Super Sanita. 2011;47:397-408.

Grandin T, Johnson C. Animals in translation: Using the mysteries of autism to decode animal behavior. New York: Scribner. 2005.

Green L, Fein D, Modahl C, Feinstein C, Waterhouse L, Morris M. Oxytocin and autistic disorder: alterations in peptide forms. Biol Psychiatry. 2001;50:609-13.

Grewen KM, Light KC. Plasma oxytocin is related to lower cardiovascular and sympathetic reactivity to stress. Biol Psychol. 2011;87:340-9.

Gutkowska J, Jankowski M. Oxytocin revisited: It is also a cardiovascular hormone. J Am Soc Hypertens. 2008;2:318-25.

Hall SS, Lightbody AA, McCarthy BE, Parker KJ, Reiss AL. Effects of intranasal oxytocin on social anxiety in males with fragile X syndrome. Psychoneuroendocrinology. 2012;37:509-18.

Handlin L. Human-human and human-animal interaction. Some common physiological and psychological effects. Doctoral Thesis. Acta Universitatis agriculturae Sueciae. 2010;98.

Handlin L, Hydbring-Sandberg E, Nilsson A, Ejdebäck M, Jansson A, Uvnäs-Moberg K. Short-term interaction between dogs and their owners: Effects on oxytocin, Kortisol, insulin and heart rate – an exploratory study. Anthrozoos. 2011;24:301-15.

Hansen PB, Penkowa M, Kirk O, Skinhoj P, Pedersen C, Lisse I, Kiss K, Zhou X, Hamilton-Dutoit SJ. Human immunodeficiency virus-associated malignant lymphoma in eastern Denmark diagnosed from 1990-1996: clinical features, histopathology, and association with Epstein-Barr virus and human herpesvirus-8. Eur J Haematol. 2000;64:368-75.

Hare B, Brown M, Williamson C, Tomasello M. The domestication of social cognition in dogs. Science. 2002;298:1634-6.

Hariri AR, Whalen PJ. The amygdala: inside and out. F1000 Biol Rep. 2011;3:2.

Hart V, Nováková P, Malkemper EP, Begall S, Hanzal V, Ježek M, Kušta T, Němcová V, Adámková J, Benediktová K, Červený J, Burda H. Dogs are sensitive to small variations of the Earth's magnetic field. Front Zool. 2013;10:80.

Hawkley LC, Cacioppo JT. Loneliness and pathways to disease. Brain Behav Immun. 2003;17:S98-105.

Headey B. Pet ownership: good for health? Med J Aust. 2003; 179:460-1.

Headey B, Grabka M. Pets and human health in Germany and Australia: national longitudinal results. Soc Indic Res. 2007;80: 297-311.

Headey B, Grabka M, Kelley J, Reddy P, Tseng YP. Pet ownership is good for your health and saves public expenditure too: Australian and German longitudinal evidence. Aust Social Monitor. 2002;4:93-9.

Helt MS, Eigsti IM, Snyder PJ, Fein DA. Contagious yawning in autistic and typical development. Child Dev. 2010;81:1620-31.

Hemsworth S, Pizer B. Pet ownership in immuno-compromised children--a review of the literature and survey of existing guidelines. Eur J Oncol Nurs. 2006;10:117-27.

Herculano-Houzel S. The remarkable, yet not extraordinary, human brain as a scaled-up primate brain and its associated cost. Proc Natl Acad Sci USA. 2012;109:10661-8.

Herzog H. The Impact of Pets on Human Health and Psychological Well-Being: Fact, Fiction, or Hypothesis? Curr Dir Psychol Sci. 2011;20:236-9.

Homer. Odysseen. Gyldendal, 1995.

Horowitz A. Inside of a Dog: What Dogs See, Smell, and Know: What Dogs Think and Know. Simon & Schuster. 2010.

Houpt KA, Smith SL. Taste preferences and their relation to obesity in dogs and cats. Can Vet J. 1981;22:77-85.

Howard PJ. The Owner's Manual for the Brain – Everyday Applications from Mind-Brain Research. Bard Press. 2006.

Inbar S, Neeman E, Avraham R, Benish M, Rosenne E, Ben-Eliyahu S. Do stress responses promote leukemia progression? An animal study suggesting a role for epinephrine and

Hund auf Rezept

prostaglandin-E2 through reduced NK activity. PLoS One. 2011;6:e19246.

Irani S, Mahler C, Goetzmann L, Russi EW, Boehler A. Lung transplant recipients holding companion animals: impact on physical health and quality of life. Am J Transplant. 2006;6:404-11.

Irwin MR. Human psychoneuroimmunology: 20 years of discovery. Brain Behav Immun. 2008;22:129-39.

Ishikawa-Takata K, Tabata I. Exercise and physical activity reference for health promotion (EPAR2006). J. Epidemiol. 2007; 17:177.

Jalongo MR, Astorino T, Bomboy N. Canine Visitors: The Influence of Therapy Dogs on Young Children's Learning and Well-Being in Classrooms and Hospitals. Early Child Educ J. 2004; 32:9-16.

Jankowski M, Gonzalez-Reyes A, Noiseux N, Gutkowska J. Oxytocin in the Heart Regeneration. Recent Pat Cardiovasc Drug Discov. 2012;7:81-7.

Jeon A. German Shepherd? Belgian Malinois? Navy SEAL Hero Dog Is Top Secret. Global Animal. 2012; May 5. http://www.globalanimal.org/2011/05/05/german-shepherd-belgian-alinois-bin-laden-hero-dog-is-top-secret/38799/ (verwendet 24.01.2014).

Johansson E, Welinder-Olsson C, Gilljam M. Genotyping of Pseudomonas aeruginosa isolates from lung transplant recipients and aquatic environment-detected in-hospital transmission. APMIS. 2014;122:85-91.

Johnson RA, Meadows RL, Haubner JS, Sevedge K. Animal-assisted activity among patients with cancer: effects on mood, fatigue, self-perceived health, and sense of coherence. Oncol Nurs Forum. 2008;35:225-32.

Johnson RA, Odendaal JS, Meadows RL. Animal-assisted interventions research: issues and answers. West J Nurs Res. 2002; 24:422-40.

Joly-Mascheroni RM, Senju A, Shepherd AJ. Dogs catch human yawns. Biol. Lett. 2008;4:446-8.

Jones BM. Applied behavior analysis is ideal for the development of a land mine detection technology using animals. Behav Anal. 2011;34:55-73.

Jones AC, Josephs RA. Interspecies hormonal interactions between man and the domestic dog (Canis familiaris). Horm Behav. 2006;50:393-400.

Kameyama M, Fukuda M, Yamagishi Y, Sato T, Uehara T, Ito M, Suto T, Mikuni M. Frontal lobe function in bipolar disorder: a multichannel near-infrared spectroscopy study. Neuroimage. 2006;29:172-84.

Kaminski J, Schulz L, Tomasello M. How dogs know when communication is intended for them. Dev Sci. 2012;15:222-32.

Katcher AH, Beck AM. New perspectives on our lives with companion animals. Philadelphia: University of Pennsylvania Press, 1983.

Khan MA, Farrag N. Animal-assisted activity and infection control implications in a healthcare setting. J Hosp Infect. 2000;46:4-11.

Kirchhofer KC, Zimmermann F, Kaminski J, Tomasello M. Dogs (Canis familiaris), but not chimpanzees (Pan troglodytes), understand imperative pointing. PLoS One. 2012;7:e30913.

Kirton A, Winter A, Wirrell E, Snead OC. Seizure response dogs: evaluation of a formal training program. Epilepsy Behav. 2008;13:499-504.

Kirton A, Wirrell E, Zhang J, Hamiwka L. Seizure-alerting and -response behaviors in dogs living with epileptic children. Neurology. 2004;62:2303-5.

Kis A, Topál J, Gácsi M, Range F, Huber L, Miklósi A, Virányi Z. Does the A-not-B error in adult pet dogs indicate sensitivity to human communication? Anim Cogn. 2012;15:737-43.

Knight S, Edwards V. In the company of wolves: the physical, social, and psychological benefits of dog ownership. J Aging Health. 2008;20:437-55.

Knisely JS, Barker SB, Barker RT. Research on benefits of canine-assisted therapy for adults in nonmilitary settings. US Army Med Dep J. 2012;Apr-Jun:30-7.

Koivusilta LK, Ojanlatva A. To have or not to have a pet for better health? PLoS One. 2006;1:e109.

Kotrschal K, Ortbauer B. Behavioral effects of the presence of a dog in a classroom. Anthrozoös. 2003;16:147-59.

Kovalitskaya YA, Navolotskaya EV. Nonopioid effect of β-endorphin. Biochemistry. 2011;76:379-93.

Krogh J, Nordentoft M, Sterne JA, Lawlor DA. The effect of exercise in clinically depressed adults: systematic review and meta-analysis of randomized controlled trials. J Clin Psychiatry. 2011;72:529-38.

Krogh J, Videbech P, Thomsen C, Gluud C, Nordentoft M. DEMO-II trial. Aerobic exercise versus stretching exercise in patients with major depression-a randomised clinical trial. PLoS One. 2012;7:e48316.

Kruth SA. Gram-negative bacterial infections. In: Greene CE, ed. Infectious Diseases of the Dog and Cat. 2nd ed. Toronto: WB Saunders. 1998.

Kurth F, Narr KL, Woods RP, O'Neill J, Alger JR, Caplan R, McCracken JT, Toga AW, Levitt JG.

Diminished gray matter within the hypothalamus in autism disorder: a potential link to hormonal effects? Biol Psychiatry. 2011;70:278-82.

Lakatos G, Gácsi M, Topál J, Miklósi A. Comprehension and utilisation of pointing gestures and gazing in dog-human communication in relatively complex situations. Anim Cogn. 2012; 15:201-13.

Larsen CS. Animal source foods and human health during evolution. J Nutr. 2003;133:3893S-97S.

Larsen CM, Grattan DR. Prolactin, neurogenesis, and maternal behaviors. Brain Behav Immun. 2012;26:201-9.

Larson G, Karlsson EK, Perri A, Webster MT, Ho SY, Peters J, Stahl PW, Piper PJ, Lingaas F, Fredholm M, Comstock KE, Modiano JF, Schelling C, Agoulnik AI, Leegwater PA, Dobney K, Vigne JD, Vilà C, Andersson L, Lindblad-Toh K. Rethinking dog domestication by integrating genetics, archeology, and biogeography. Proc Natl Acad Sci USA. 2012;109:8878-83.

Larson BR, Looker S, Herrera DM, Creagan ET, Hayman SR, Kaur JS, Jatoi A. Cancer patients and their companion animals: results from a 309-patient survey on pet-related concerns and anxieties during chemotherapy. J Cancer Educ. 2010;25:396-400.

Lefebvre SL, Golab GC, Christensen E, Castrodale L, Aureden K, Bialachowski A, Gumley N, Robinson J, Peregrine A, Benoit M, Card ML, Van Horne L, Weese JS. Guidelines for animal-assisted interventions in health care facilities. Am J Infect Control. 2008a;36:78-85.

Lefebvre SL, Reid-Smith R, Boerlin P, Weese JS. Evaluation of the risks of shedding Salmonellae and other potential pathogens by therapy dogs fed raw diets in Ontario and Alberta. Zoonoses Public Health. 2008b;55:470-80.

Lentino C, Visek AJ, McDonnell K, Dipietro L. Dog walking is associated with a favorable risk profile independent of a moderate to high volume of physical activity. J Phys Act Health. 2012;9:414-20.

Lenz J, Joffe D, Kauffman M, Zhang Y, LeJeune J. Perceptions, practices, and consequences associated with foodborne pathogens and the feeding of raw meat to dogs. Can Vet J. 2009;50: 637-43.

Le Roux MC, Kemp R. Effect of a companion dog on depression and anxiety levels of elderly residents in a long-term care facility. Psychogeriatrics. 2009;9:23-26.

Leuner B, Caponiti JM, Gould E. Oxytocin stimulates adult neurogenesis even under conditions of stress and elevated glucocorticoids. Hippocampus. 2012;22:861-8.

Levinson BM. Pet psychotherapy: use of household pets in the treatment of behavior disorder in childhood. Psychol Rep. 1965;17:695-8.

Lewis GN, Byblow WD, Walt SE. Stride length regulation in Parkinson's disease: the use of extrinsic visual cues. Brain. 2000;123:2077-90.

Li Q, Kawada T. Effect of forest environments on human natural killer (NK) activity. Int J Immunopathol Pharmacol. 2011;24: 395-445.

Li Q, Kobayashi M, Inagaki H, Hirata Y, Li YJ, Hirata K, Shimizu T, Suzuki H, Katsumata M, Wakayama Y, Kawada T, Ohira T, Matsui N, Kagawa T. A day trip to a forest park increases human natural killer activity and the expression of anti-cancer proteins in male subjects. J Biol Regul Homeost Agents. 2010; 24:157-65.

Libet B. Reflections on the interaction of the mind and brain. Prog Neurobiol. 2006; 78:322-6.

Lister SA. Raw meat poses risks to pets and owners. J Am Vet Med Assoc. 1997;211:698.

Lust E, Ryan-Haddad A, Coover K, Snell J. Measuring clinical outcomes of animal-assisted therapy: impact on resident medication usage. Consult Pharm. 2007;22:580-5.

Mandhane PJ, Sears MR, Poulton R, Greene JM, Lou WY, Taylor DR, Hancox RJ. Cats and dogs and the risk of atopy in childhood and adulthood. J Allergy Clin Immunol. 2009;124:745-50.e4.

Marcus DA. Complementary Medicine in Cancer Care: Adding a Therapy Dog to the Team. Curr Pain Headache Rep. 2012;16: 289-91.

Marcus DA. The science behind animal-assisted therapy. Curr Pain Headache Rep. 2013;17:322.

Marcus DA, Bernstein CD, Constantin JM, Kunkel FA, Breuer P, Hanlon RB. Animal-assisted therapy at an outpatient pain management clinic. Pain Med. 2012;13:45-57.

Marcus DA, Bernstein CD, Constantin JM, Kunkel FA, Breuer P, Hanlon RB. Impact of animal-assisted therapy for outpatients with fibromyalgia. Pain Med. 2013;14:43-51.

Martin F, Farnum J. Animal-assisted therapy for children with pervasive developmental disorders. West J Nurs Res. 2002;24:657-70.

Marx MS, Cohen-Mansfield J, Regier NG, Dakheel-Ali M, Srihari A, Thein K. The impact of different dog-related stimuli on engagement of persons with dementia. Am J Alzheimers Dis Other Demen. 2010;25:37-45.

McConnell PB. For the Love of a Dog: Understanding Emotion in You and Your Best Friend. New York: Ballantine Books. 2007.

McConnell AR, Brown CM, Shoda TM, Stayton LE, Martin CE. Friends with benefits: on the positive consequences of pet ownership. J Pers Soc Psychol. 2011;101:1239-52.

McCulloch M, Jezierski T, Broffman M, Hubbard A, Turner K, Janecki T. Diagnostic accuracy of canine scent detection in early- and late-stage lung and breast cancers. Integr Cancer Ther. 2006;5:30-9.

McGregor BA, Antoni MH. Psychological intervention and health outcomes among women treated for breast cancer: a review of stress pathways and biological mediators. Brain Behav Immun. 2009;23:159-66.

McNicholas J, Gilbey A, Rennie A, Ahmedzai S, Dono JA, Ormerod E. Pet ownership and human health: a brief review of evidence and issues. BMJ. 2005;331:1252-4.

Mehta PH, Josephs RA. Testosterone and Kortisol jointly regulate dominance: evidence for a dual-hormone hypothesis. Horm Behav. 2010;58:898-906.

Mehta PH, Jones AC, Josephs RA. The social endocrinology of dominance: basal testosterone predicts Kortisol changes and behavior following victory and defeat. J Pers Soc Psychol. 2008;94:1078-93.

Meredith EJ, Holder MJ, Rosén A, Lee AD, Dyer MJ, Barnes NM, Gordon J. Dopamine targets cycling B cells independent of receptor/transporter for oxidative attack: Implications for non-Hodgkin's lymphoma. Proc Natl Acad Sci USA. 2006;103:13485-90.

Messent PR, Serpell JA. An historical and biological view of the pet-owner bond, In: Fogle B (Ed.) Interrelations between people and pets. Springfield: Charles C. Thomas. 1981.

Meyer-Lindenberg A, Domes G, Kirsch P, Heinrichs M. Oxytocin and vasopressin in the human brain: social neuropeptides for translational medicine. Nat Rev Neurosci. 2011;12:524-38.

Miklósi A. Dog Behaviour, Evolution, and Cognition. New York: Oxford University Press Inc. 2007.

Miklósi A, Kubinyi E, Topál J, Gácsi M, Virányi Z, Csányi V. A simple reason for a big difference: wolves do not look back at humans, but dogs do. Curr Biol. 2003;13:763-6.

Milberger SM, Davis RM, Holm AL. Pet owners' attitudes and behaviours related to smoking and second-hand smoke: a pilot study. Tob Control. 2009;18:156-8.

Miller PE, Murphy CJ. Vision in dogs. J Am Vet Med Assoc. 1995; 207:1623-34.

Milton K. The critical role played by animal source foods in human (Homo) evolution. J Nutr. 2003;133:3886S-92S.

Mormann F, Dubois J, Kornblith S, Milosavljevic M, Cerf M, Ison M, Tsuchiya N, Kraskov A, Quiroga RQ, Adolphs R, Fried I, Koch C. A category-specific response to animals in the right human amygdala. Nat Neurosci. 2011;14:1247-9.

Motooka M, Koike H, Yokoyama T, Kennedy NL. Effect of dog-walking on autonomic nervous activity in senior citizens. Med J Aust. 2006;184:60-3.

Müllersdorf M, Granström F, Sahlqvist L, Tillgren P. Aspects of health, physical/leisure activities, work and socio-demographics associated with pet ownership in Sweden. Scand J Public Health. 2010;38:53-63.

Muñoz Lasa S, Ferriero G, Brigatti E, Valero R, Franchignoni F. Animal-assisted interventions in internal and rehabilitation medicine: a review of the recent literature. Panminerva Med. 2011;53:129-36.

Muñoz Lasa S, Franchignoni F. The role of animal-assisted therapy in physical and rehabilitation medicine. Eur J Phys Rehabil Med. 2008;44:99-100.

Muñoz Lasa S, Máximo Bocanegra N, Valero Alcaide R, Atín Arratibel MA, Varela Donoso E, Ferriero G. Animal assisted interventions in neurorehabilitation: A review of the most recent literature. Neurologia. 2013;S0213-4853(13)00018-2.

Murray JL, Lopez AD. The global burden of disease: A comprehensive assessment of mortality and disability from diseases, injuries and risk factors in 1990 and projected to 2020. Summary. Boston: Harvard School of Public Health, World Health Organization. 1996.

Nagasawa M, Kikusui T, Onaka T, Ohta M. Dog's gaze at its owner increases owner's urinary oxytocin during social interaction. Horm Behav. 2009a;55:434-41.

Nagasawa M, Mogi K, Kikusui T. Attachment between humans and dogs. Jpn Psychol Res. 2009b;51:209-221.

Nagasawa M, Murai K, Mogi K, Kikusui T. Dogs can discriminate human smiling faces from blank expressions. Anim Cogn. 2011;14:525-33.

Nagengast SL, Baun MM, Megel M, Leibowitz JM. The effects of the presence of a companion animal on physiological arousal and behavioral distress in children during a physical examination. J Pediatr Nurs. 1997; 12:323-30.

Nathans-Barel I, Feldman P, Berger B, Modai I, Silver H. Animal-assisted therapy ameliorates anhedonia in schizophrenia patients. A controlled pilot study. Psychother Psychosom. 2005;74:31-5.

Nouhi Z, Chughtai N, Hartley S, Cocolakis E, Lebrun JJ, Ali S. Defining the role of prolactin as an invasion suppressor hormone in breast cancer cells. Cancer Res. 2006;66:1824-32.

Odendaal JS. Animal-assisted therapy – magic or medicine? J Psychosom Res. 2000;49:275-80.

Odendaal JS, Meintjes RA. Neurophysiological correlates of affiliative behaviour between humans and dogs. Vet J. 2003;165:296-301.

O'Haire ME. Animal-assisted intervention for autism spectrum disorder: a systematic literature review. J Autism Dev Disord. 2013;43:1606-22.

O'Haire M. Companion animals and human health: Benefits, challenges, and the road ahead. J Vet Behav. 2010;5:226-34.

O'Haire M. The benefits of companion animals for human mental and physical health. Paper presented at the annual Royal Society for the Prevention of Cruelty to Animals (RSPCA) Scientific Seminar, Canberra, ACT, Australia. 2009. Get the publication by using this link: http://www.humananimalinterac-tions.com/contact.html

O'Haire ME, McKenzie SJ, Beck AM, Slaughter V. Social behaviors increase in children with autism in the presence of animals compared to toys. PLoS One. 2013a;8:e57010.

O'Haire ME, McKenzie SJ, McCune S, Slaughter V. Effects of Classroom Animal-Assisted Activities on Social Functioning in Children with Autism Spectrum Disorder. J Altern Complement Med. 2013b;20:162-8.

Olmert MD. Made for Each Other: The Biology of the Human-Animal Bond. Merloyd Lawrence Books. 2009.

Onaka T, Takayanagi Y, Yoshida M. Roles of oxyto-cin neurones in the control of stress, energy meta-bolism, and social behaviour. J Neuroendocrinol. 2012;24:587-98.

Orlandi M, Trangeled K, Mambrini A, Tagliani M, Ferrarini A, Zanetti L, Tartarini R, Pacetti P, Cantore M. Pet therapy effects on oncological day hospital patients undergoing chemotherapy treatment. Anticancer Res. 2007;27:4301-3.

Overall KL. That dog is smarter than you know: advances in understanding canine learning,

memory, and cognition. Top Companion Anim Med. 2011;26:2-9.

Ovodov ND, Crockford SJ, Kuzmin YV, Higham TF, Hodgins GW, van der Plicht J. A 33,000-year-old incipient dog from the Altai Mountains of Siberia: evidence of the earliest domestication disrupted by the Last Glacial Maximum. PLoS One. 2011; 6:e22821.

Ownby DR, Johnson CC, Peterson EL. Exposure to dogs and cats in the first year of life and risk of allergic sensitization at 6 to 7 years of age. JAMA. 2002;288:963-72.

Palley LS, O'Rourke PP, Niemi SM. Mainstreaming animal-assisted therapy. ILAR J. 2010;51:199-207.

Parish-Plass N. Animal-assisted therapy with children suffering from insecure attachment due to abuse and neglect: a method to lower the risk of intergenerational transmission of abuse? Clin Child Psychol Psychiatry. 2008;13:7-30.

Parkinson's Disease Foundation: News & Review. 2013;Spring Issue:4-5.

Parslow RA, Jorm AF. Pet ownership and risk factors for cardiovascular disease: another look. Med J Aust 2003;179:466-68.

Penkowa M. Inflammation and neuroregeneration. Ugeskr Laeger. 2010;172:1293-6.

Penkowa M. Hund på Recept. Copenhagen, Denmark: Dansk Psykologisk Forlag. 2012.

Penkowa M, Hansen PB. AIDS-related non-Hodgkin lymphomas. Clinical picture and prognosis. Ugeskr Laeger. 1998;160:2685-88.

Perkins J, Bartlett H, Travers C, Rand J. Dog-assisted therapy for older people with dementia: a review. Australas J Ageing. 2008;27:177-82.

Petersson M. Cardiovascular effects of oxytocin. Prog Brain Res. 2002;139:281-8.

Plummer T. Flaked stones and old bones: biological and cultural evolution at the dawn of technology. Am J Phys Anthropol. 2004;Suppl 39:118-64.

Püllen R, Coy M, Hunger B, Koetter G, Spate M, Richter A. Animal-assisted therapy for demented patients in acute care hospitals. Z Gerontol Geriatr. 2013;46:233-6.

Racca A, Guo K, Meints K, Mills DS. Reading faces: differential lateral gaze bias in processing canine and human facial expressions in dogs and 4-year-old children. PLoS One. 2012;7:e36076.

Raina P, Waltner-Toews D, Bonnett B, Woodward C, Abernathy T. Influence of companion animals on the physical and psychological health of older people: an analysis of a one-year longitudinal study. J Am Geriatr Soc. 1999;47:323-9.

Redefer LA, Goodman JF. Pet-facilitated therapy with autistic children. J Autism Dev Disord. 1989;19:461-7.

Reese TA, Liang HE, Tager AM, Luster AD, Van Rooijen N, Voehringer D, Locksley RM. Chitin induces accumulation in tissue of innate immune cells associated with allergy. Nature. 2007;447:92-6.

Reeves MJ, Rafferty AP, Miller CE, Lyon-Callo SK. The impact of dog walking on leisure-time physical activity: results from a population-based survey of Michigan adults. J Phys Act Health. 2011;8:436-44.

Reiche EM, Nunes SO, Morimoto HK. Stress, depression, the immune system, and cancer. Lancet Oncol. 2004;5:617-25.

Reid PJ. Adapting to the human world: dogs' responsiveness to our social cues. Behav Processes. 2009;80:325-33.

Richeson NE. Effects of animal-assisted therapy on agitated behaviors and social interactions of older adults with dementia. Am J Alzheimers Dis Other Demen. 2003;18:353-8.

Rintala DH, Matamoros R, Seitz LL. Effects of assistance dogs on persons with mobility or hearing impairments: a pilot study. J Rehabil Res Dev. 2008;45:489-503.

Rock C, Li Z, Roberg KA, Carlson-Dakes K, Tisler C, DaSilva D, Lemanske RF Jr., Gern JE. Effects of pet ownership on patterns of cytokine secretion and allergen sensitization in infancy. J Allergy Clin Immunol. 2003;111:S274.

Rojas Vega S, Hollmann W, Strüder HK. Influences of exercise and training on the circulating concentration of prolactin in humans. J Neuroendocrinol. 2012;24:395-402.

Roza MR, Viegas CA. The dog as a passive smoker: effects of exposure to environmental cigarette smoke on domestic dogs. Nicotine Tob Res. 2007;9:1171-6.

Rubí B, Maechler P. Minireview: new roles for peripheral dopamine on metabolic control and tumor growth: let's seek the balance. Endocrinology. 2010;151:5570-81.

Salmon PW, Salmon IM. A dog in residence. Melbourne: Joint Advisory Committee on Pets in Society (Australia). 1982.

Salo PM, Zeldin DC. Does exposure to cats and dogs decrease the risk of allergic sensitization and disease? J Allergy Clin Immunol. 2009;124:751-2.

Sams MJ, Fortney EV, Willenbring S. Occupational therapy incorporating animals for children with autism: A pilot investigation. Am J Occup Ther. 2006;60:268-74.

Sarkar C, Basu B, Chakroborty D, Dasgupta PS, Basu S. The immunoregulatory role of dopamine: an update. Brain Behav Immun. 2010;24:525-8.

Sarkar DK, Murugan S, Zhang C, Boyadjieva N. Regulation of cancer progression by b-endorphin neuron. Cancer Res. 2012;72: 836-40.

Schantz P. Preventing potential health hazards incidental to the use of pets in therapy. Anthrozoös. 1990;4:14-23.

Scheede-Bergdahl C, Penkowa M, Hidalgo J, Olsen DB, Schjerling P, Prats C, Boushel R, Dela F. Metallothionein-mediated antioxidant defense system and its response to exercise training are impaired in human type 2 diabetes. Diabetes. 2005;54:3089-94.

Scheider L, Grassmann S, Kaminski J, Tomasello M. Domestic dogs use contextual information and tone of voice when following a human pointing gesture. PLoS One. 2011;6:e21676.

Schleidt WM, Shalter MD. Co-evolution of humans and canids an alternative view of dog domestication: homo homini lupus? Evolution and cognition. 2003;9:57-72.

Schneider MS, Harley LP. How dogs influence the evaluation of psychotherapists. Anthrozoos. 2006;19:128-42.

Schofield G, Mummery K, Steele R. Dog ownership and human health-related physical activity: an epidemiological study. Health Promot J Austr. 2005;16:15-19.

Searles H. The nonhuman environment in normal development and in schizophrenia. International Universities Press. 1960.

Sehr J, Eisele-Hlubocky L, Junker R, Johns E, Birk D, Gaehle K. Family pet visitation. Am J Nurs. 2013;113:54-9.

Senju A. Developmental and comparative perspectives of contagious yawning. Front Neurol Neurosci. 2010;28:113-9.

Serpell JA. Beneficial aspects of pet ownership on some aspects of human health and behaviour. J R Soc Med. 1991;84:717-20.

Serpell JA. Evidence for long term effects of pet ownership on human health. In Pets, Benefits and Practice, Waltham Symposium 20, 1990. Ed.: Burger IH. BVA Publications. 1990:1-7.

Serpell JA. In the company of animals: A study of human-animal relationships. Cambridge University Press. 1996.

Shiloh S, Sorek G, Terkel J. Reduction of state-anxiety by petting animals in a controlled laboratory experiment. Anxiety Stress Coping. 2003;16:387-95.

Shintani M, Senda M, Takayanagi T, Katayama Y, Furusawa K, Okutani T, Kataoka M, Ozaki T. The effect of service dogs on the improvement of health-related quality of life. Acta Med Okayama. 2010;64:109-13.

Siegel JM. Stressful life events and use of physician services among the elderly: the moderating effects of pet ownership. J Pers Soc Psychol. 1990;58:1081-6.

Siegel JM, Angulo FJ, Detels R, Wesch J, Mullen A. AIDS diagnosis and depression in the Multicenter AIDS Cohort Study: the ameliorating impact of pet ownership. AIDS Care. 1999;11:157-70.

Simpson A. Effect of household pet ownership on infant immune response and subsequent sensitization. J Asthma Allergy. 2010;3:131-7.

Sirigu A, Andari E. Oxytocin treatment for behavioral characteristics associated with autism and Shyness disorder. WO2011 027060. 2011.

Smith CS. The Rosetta Bone: The Key to Communication Between Canines and Humans (Howell Dog Book of Distinction). Howell Book House. 2004.

Sobo EJ, Eng B, Kassity-Krich N. Canine visitation (pet) therapy: pilot data on decreases in child pain perception. J Holist Nurs. 2006;24:51-7.

Sonoda H, Kohnoe S, Yamazato T, Satoh Y, Morizono G, Shikata K, Morita M, Watanabe A, Morita M, Kakeji Y, Inoue F, Maehara Y. Colorectal cancer screening with odour material by canine scent detection. Gut. 2011;60:814-9.

Stanley-Hermanns M, Miller J. Animal-Assisted Therapy: Domestic animals aren't merely pets. To some, they can be healers. Am J Nurs. 2002;102:69-76.

Steele RW. Should immunocompromised patients have pets? Ochsner J. 2008;8:134-9.

Steinman L. Elaborate interactions between the immune and nervous systems. Nat Immunol. 2004;5:575-81.

Sternberg EM. Neural regulation of innate immunity: a coordinated nonspecific host response to pathogens. Nat Rev Immunol. 2006;6:318-28.

Strachan DP. Family size, infection and atopy: the first decade of the „hygiene hypothesis". Thorax. 2000;55:S2-10.

Strohmeyer RA, Morley PS, Hyatt DR, Dargatz DA, Scorza AV, Lappin MR. Evaluation of bacterial and protozoal contamination of commercially available raw meat diets for dogs. J Am Vet Med Assoc. 2006;228:537-42.

Strong V, Brown S, Huyton M, Coyle H. Effect of trained Seizure Alert Dogs on frequency of tonic-clonic seizures. Seizure. 2002;11:402-5.

Strong V, Brown SW, Walker R. Seizure-alert dogs--fact or fiction? Seizure. 1999;8:62-5.

Sævik BK, Jörundsson E, Stachurska-Hagen T, Tysnes K, Brun-Hansen H, Wikström HC, Robertson LJ. Dirofilaria repens infection in a dog imported to Norway. Acta Vet Scand. 2014;56:6.

Téglás E, Gergely A, Kupán K, Miklósi Á, Topál J. Dogs' gaze following is tuned to human communicative signals. Curr Biol. 2012;22:209-12.

Thorpe RJ Jr, Kreisle RA, Glickman LT, Simonsick EM, Newman AB, Kritchevsky S. Physical activity and pet ownership in year 3 of the Health ABC study. J Aging Phys Act. 2006;14:154-68.

Tomasello M, Kaminski J. Behavior. Like infant, like dog. Science. 2009;325:1213-4.

Topál J, Gergely G, Erdohegyi A, Csibra G, Miklósi A. Differential sensitivity to human communication in dogs, wolves, and human infants. Science. 2009;325:1269-72.

Tran TH, Utama FE, Lin J, Yang N, Sjolund AB, Ryder A, Johnson KJ, Neilson LM, Liu C, Brill KL, Rosenberg AL, Witkiewicz AK, Rui H. Prolactin inhibits BCL6 expression in breast cancer through a Stat5a-dependent mechanism. Cancer Res. 2010; 70:1711-21.

Tranah GJ, Bracci PM, Holly EA. Domestic and farm-animal exposures and risk of non-Hodgkin's lymphoma in a population-based study in the San Francisco Bay Area. Cancer Epidemiol Biomarkers Prev. 2008;17:2382-7.

Tribet J, Boucharlat M, Myslinski M. Animal-assisted therapy for people suffering from severe dementia. Encephale. 2008;34: 183-6.

Uchino BN. Social support and health: a review of physiological processes potentially underlying links to disease outcomes. J Behav Med. 2006;29:377-87.

Udell MA, Dorey NR, Wynne CD. What did domestication do to dogs? A new account of dogs' sensitivity to human actions. Biol Rev Camb Philos Soc. 2010;85:327-45.

Udell MA, Dorey NR, Wynne CD. Can your dog read your mind?: understanding the causes of canine perspective taking. Learn Behav. 2011;39:289-302.

Udell MA, Wynne CD. A review of domestic dogs' (Canis familiaris) human-like behaviors: or why behavior analysts should stop worrying and love their dogs. J Exp Anal Behav. 2008; 89:247-61.

Udell MA, Wynne CD. Reevaluating canine perspective-taking behavior. Learn Behav. 2011;39:318-23.

Ulrich-Lai YM, Herman JP. Neural regulation of endocrine and autonomic responses. Nature Rev Neuroscience. 2009;10:397-409.

van Koppenhagen CF, Post MW, van der Woude LH, de Witte LP, van Asbeck FW, de Groot S, van den Heuvel W, Lindeman E. Changes and determinants of life satisfaction after spinal cord injury: a cohort study in the Netherlands. Arch Phys Med Rehabil. 2008;89:1733-40.

Vila C, Maldonado J, Wayne RK. Phylogenetic relationships, evolution, and genetic diversity of the domestic dog. J. Hered. 1999;90:71-7.

Virués-Ortega J, Buela-Casal G. Psychophysiological effects of human-animal inter-action: theoretical issues and long-term interaction effects. J Nerv Ment Dis. 2006;194:52-7.

Vormbrock JK, Grossberg JM. Cardiovascular effects of human-pet dog interactions. J Behav Med. 1988;11:509-17.

Walker BR, Soderberg S, Lindahl B, et al. Independent effects of obesity and Kortisol in predicting cardiovascular risk factors in men and women. J Intern Med. 2000;247:198-204.

Walsh F. Human-Animal Bonds I: The relational significance of companion animals. Fam Proc. 2009a;48:462-80.

Walsh F. Human-Animal Bonds II: The role of pets in family systems and family therapy. Fam Proc. 2009b;48:481-99.

Walsh P, Mertin P, Verlander D, Pollard CF. The effects of a „pets as therapy" dog on persons with dementia in a psychiatric ward. Aust Occup Ther J. 1995;42:161-6.

Weese JS, Rousseau J, Arroyo L. Bacteriological evaluation of commercial canine and feline raw diets. Can Vet J. 2005;46:513-6.

Wells D. The value of pets for human health. The Psychologist. 2011;24:172-6.

Wells DL. Domestic dogs and human health. Br J Health Psychol. 2007;12:145-56.

Wells DL. The effects of animals on human health and well-being. J Soc Issues. 2009;65:523-43.

Wells M, Perrine R. Critters in the cube farm: perceived psychological and organizational effects of pets in the workplace. J Occup Health Psychol. 2001;6:81-7.

Wiggett C. Animal-assisted visitations, loneliness and depression among residents in old age homes. Doctoral Thesis. Department of Psychology, Stellenbosch University. 2003.

Williams H, Pembroke A. Sniffer dogs in the melanoma clinic? Lancet. 1989;1:734.

Willis CM, Church SM, Guest CM, Cook WA, McCarthy N, Bransbury AJ, Church MR, Church JC. Olfactory detection of human bladder cancer by dogs: proof of principle study. BMJ. 2004; 329:712.

Winkle M, Crowe TK, Hendrix I. Service dogs and people with physical disabilities partnerships: a systematic review. Occup Ther Int. 2012;19:54-66.

Wisdom JP, Saedi GA, Green CA. Another breed of „service" animals: STARS study findings about pet ownership and recovery from serious mental illness. Am J Orthopsychiatry. 2009;79: 430-6.

Wohlfarth R, Mutschler B, Beetz A, Kreuser F, Korsten-Reck U. Dogs motivate obese children for physical activity: key elements of a motivational theory of animal-assisted interventions. Front Psychol. 2013;4:796.

Wolf ME, Mosnaim AD. Phenylethylamine in neuropsychiatric disorders. Gen Pharmacol. 1983;14:385-90.

Wood L, Giles-Corti B, Bulsara M, Bosch DA. More than a furry companion: the ripple effect of companion animals on neighborhood interactions and sense of community. Society and Animals. 2007;15:43-56.

Wrangham R, Carmody R. Human adaptation to the control of fire. Evol. Anthropol. 2010;19:187-199.

Yabroff KR, Troiano RP, Berrigan D. Walking the dog: Is pet ownership associated with physical activity in California? J. Phys. Act. Health. 2008;5:216–28.

Yoshida M, Takayanagi Y, Inoue K, Kimura T, Young LJ, Onaka T, Nishimori K. Evidence that oxytocin exerts anxiolytic effects via oxytocin receptor expressed in serotonergic neurons in mice. J Neurosci. 2009;29:2259-71.

Yount RA, Olmert MD, Lee MR. Service dog training program for treatment of posttraumatic stress in service members. US Army Med Dep J. 2012:63-9.

Zakeri N, Bain PG. Sustained improvement in a patient with young onset Parkinson's disease after the arrival of a pet dog. J Neurol. 2010;257:1396-7.

Ziemssen T, Kern S. Psychoneuroimmunology-cross-talk between the immune and nervous systems. J Neurol. 2007;254:118-11.

BESONDERS EMPFOHLENE LITERATUR

Fogle, B. The Dog's Mind. Pelham Books. 1990. [dt. Was geht in meinem Hund vor? Lübbe, 1993]

Horowitz, A. Inside of a Dog: What Dogs See, Smell, and Know. Simon & Schuster. 2010. [dt. Was denkt mein Hund? Springer Spektrum, 2012]

McConnell PB. For the Love of a Dog: Understanding Emotion in You and Your Best Friend. New York: Ballantine Books. 2007. [dt. Liebst Du mich auch? Kynos, 2007]

Miklósi A. Dog Behaviour, Evolution, and Cognition. New York: Oxford University Press Inc. 2007. [dt. Hunde, Evolution, Kognition und Verhalten, Kosmos, 2011]

Olmert MD. Made for Each Other: The Biology of the Human-Animal Bond. Merloyd Lawrence Books. 2009.

Serpell, J. A. In the company of animals: A study of human-animal relationships. Cambridge University Press. 1996.

LINKS

Verwendet 25.01.2014-28.01.2014:

http://4pawsforability.org

http://www.nytimes.com/video/magazine/100000001327520/wonder-dogs.html?emc=eta1

http://www.hundgestuetzte-therapie.de/htm/home.htm

http://www.k9units.de/

http://www.tiergestuetzte-theraple.de/

http://www.hundgestuetzte-therapie.de/htm/home.htm

http://www.amico-mio.de/

http://www.tiere-im-einsatz.de/INS/index.html

http://www.tiere-begleiten-leben.ch/

http://www.agila-ergotherapie.de/

http://www.amphibe-canis-therapie.de/

http://www.tiergestuetzte-foerderung.de/

http://www.animals-helping-handicapped.de/

http://www.vetmeduni.ac.at/

http://international.sueddeutsche.de/post/42530270345/how-dogs-in-germany-are-helping-children-learn-to-read

http://www.therapyanimals.org/R.E.A.D.html

http://www.tdi-dog.org/OurPrograms.aspx?Page=Children+Reading+to+Dogs

http://www.librarydogs.com/UK-Danny.html

http://www.librarydogs.com/

https://www.library.pima.gov/storytimes/read-to-a-dog.php

http://www.awlqld.com.au/education/outreach-programs/share-reading-dogs-program

Index

Das könnte Sie auch interessieren:

Angelika Putsch
Spurwechsel mit Hund
Soziales Lernen in der Jugendhilfe

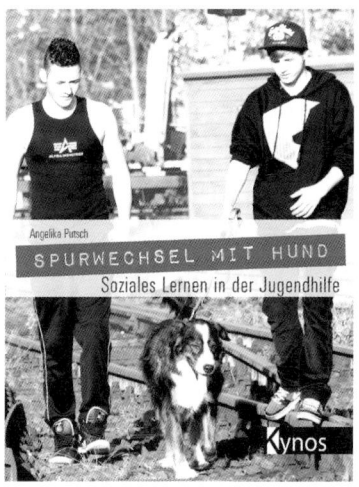

ISBN: 978-3-942335-95-9   **26,95 €**

Inge Röger-Lakenbrink
Das Therapiehunde-Team
Ein praktischer Wegweiser

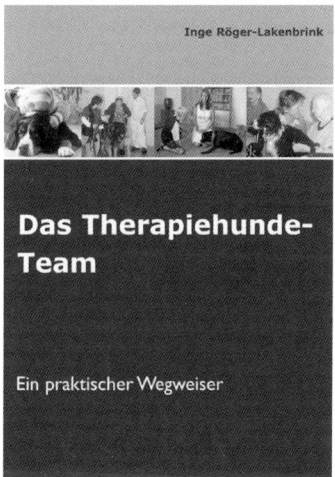

ISBN: 978-3-938071-20-5   **19,90 €**

Nina Grosser & Vikroria Körner
Der Diabetikerwarnhund
Das Praxishandbuch zur Ausbildung

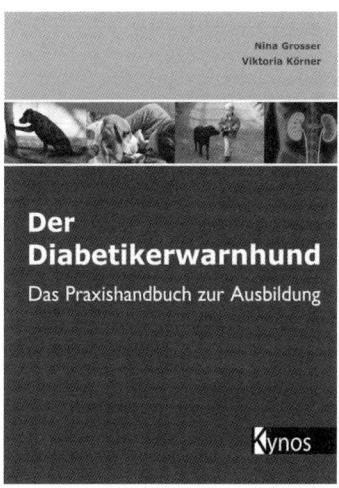

ISBN: 978-3-95464-026-3   **29,95 €**

G. Rosenbaum & B. Willems-Hansch
Warnhunde für Epilepsie-Betroffene
Anfälle erspuren und anzeigen, Gefahren meiden

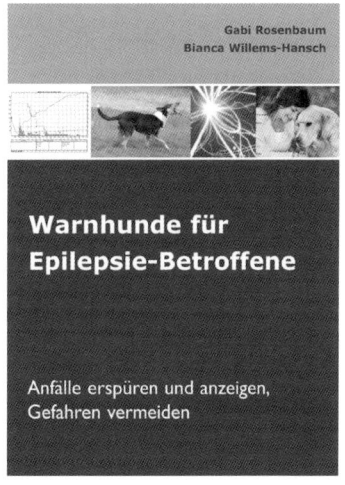

ISBN: 978-3-938071-84-7   **19,90 €**

Meike Heyer & Nora Kloke
Der Schulhund
Eine Praxisanleitung zur hundegestützten
Pädagogik im Klassenzimmer

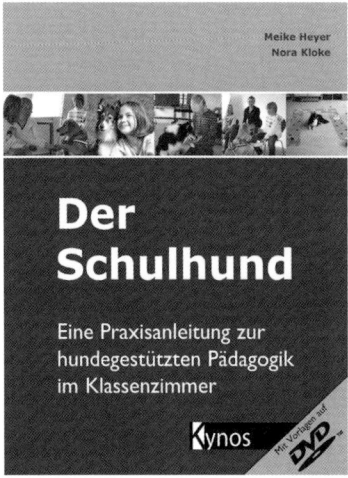

ISBN: 978-3-942335-04-1   **49,90 €**

Sylvia Greiffenhagen &
Oliver N. Buck-Werner
Tiere als Therapie
Neue Wege in Erziehung und Heilung

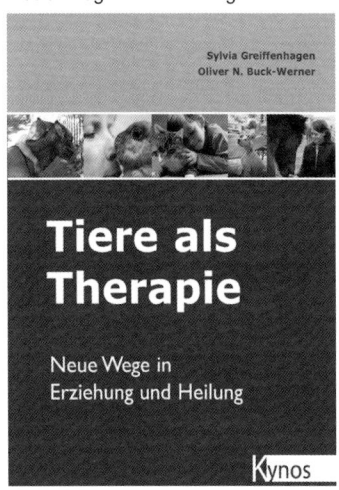

ISBN: 978-3-933228-24-6   **21,00 €**

Maria Störr
Hunde helfen heilen
Einsatzmöglichkeiten in Physiotherapie,
Ergotherapie und Logopädie

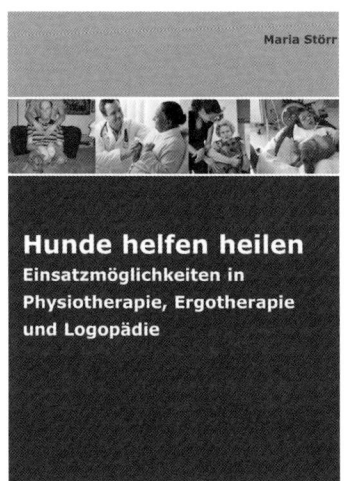

ISBN: 978-3-942335-09-6   **21,00 €**

Anne Kahlisch
Tiergestützte Therapie in
Senioren- und Pflegeheimen
Ein Wegweiser mit Praxisbeispielen für
Besuchshundeteams

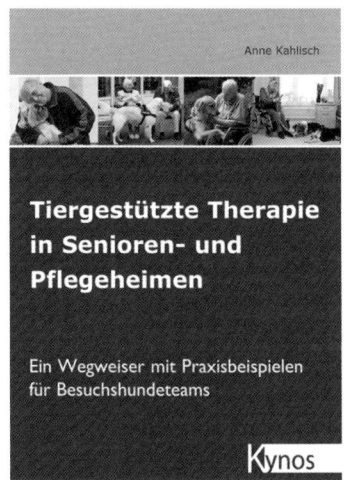

ISBN: 978-3-938071-83-0   **16,90 €**